Prof. em. Prof. Dr. med. habil. Karl Hecht

Unsere innere Uhr muss richtig ticken
Störfaktoren kennen, erkennen und beseitigen

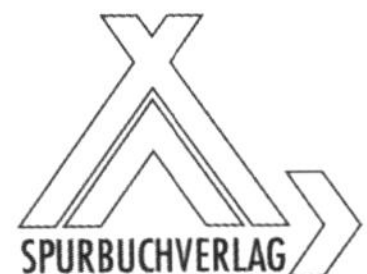

Unsere innere Uhr muss richtig ticken

Störfaktoren kennen, erkennen und beseitigen

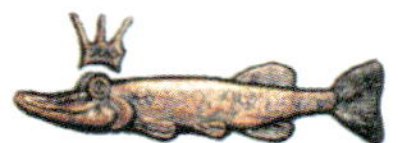

Prof. em. Prof. Dr. med. habil. Karl Hecht

Bibliografische Information der Deutschen Nationalbibliothek

Die Deutsche Nationalbibliothek verzeichnet diese Publikation in der Deutschen Nationalbibliografie; detaillierte bibliografische Daten sind im Internet über http://dnb.dnb.de abrufbar.

1. Auflage Februar 2021

info@spurbuch.de, www.spurbuch.de

Ausführung: pth-mediaberatung GmbH & Co. KG

ISBN 978-3-88778-582-6

Weitere Bücher zu den Themen Gesundheit und Alternative Medizin finden Sie unter **www.spurbuch.de.**
Fordern Sie auch unser Gesamtprogramm „Aktiv & Gesund leben“ an – im Internet oder unter **info@spurbuch.de.**

Inhalt

Wichtiger Hinweis

Der Autor erklärt, dass kein Interessenkonflikt besteht.

Die Ausführungen in diesem Buch sind nach aktuellsten wissenschaftlichen Erkenntnissen unter systemregulatorischen (ganzheitlichen) Aspekten zusammengestellt worden.

Die Empfehlungen basieren auf wissenschaftlichen Erkenntnissen und langjährigen medizinischen praktischen Erfahrungen. Sie sind sorgfältig geprüft und sie können durch die angegebene weiterführende Literatur nachvollzogen werden. Alle Angaben in diesem Buch dienen ausschließlich der Aufklärung und der Information.

Der Autor und der Verlag übernehmen keine irgendwelche Haftung, die aus der Anwendung der angeführten wissenschaftlichen Erkenntnisse und praktischen Erfahrungen resultiert.

Sich dem Zwang unterwerfen, aus der Gegenwart soviel wie möglich herauszuholen, ruft Konflikte mit der Zeit hervor, macht unglücklich, unfrei und krank. Deshalb ist es gut, zu den natürlichen Lebensrhythmen mit ihren natürlichen Taktgebern zurückzukehren und eine Naturverbundenheit mit der Zeit zu finden.

Karl Hecht, Andreas Pietzkow [2001]

Vorwort

Wir leben heute im Widerspruch zur Zeit und zum Rhythmus. „Man hat keine Zeit, doch nie zuvor hatte die Masse so viel Zeit wie heute. Man wusste noch nie so viel über biologische Rhythmen und doch wurde nie zuvor in der Geschichte so rücksichtslos dagegen verstoßen" [Scheppach 1996]. Mit diesem Zitat von Joseph Scheppach ist die heutige Situation kurz und bündig charakterisiert. Der „Rhythmus-Infarkt" als eine neue Krankheit zeichnet sich deutlich ab. Ohne dass man das wahrhaben will, entfernen wir uns von einer natürlichen Umwelt, die wir zwar physisch nicht greifen können, aber sie existiert. Sie ereignet sich. Die Zeit gehört aber zu unserem Leben. Diese Tatsache drückte Gay Gear Luce [1970] wie folgt aus: „Nicht zu wissen, dass man keine Zeitstruktur hat, ist so, als wüsste man nicht, dass man ein Herz oder eine Lunge hat."

„In jedem Aspekt unserer Physiologie und unseres Lebens erkennen wir, dass wir der Ordnung unterworfen sind, die wir Zeit nennen."

(Gay Gear Luce, 1970, Report of U. S. Department of Health "Education" and Welfare)

Das wusste Georg Christoph Lichtenberg eigentlich schon vor 200 Jahren recht gut. Im Göttinger Taschenkalender schrieb er: „Die sogenannten Leute nach der Uhr werden gewöhnlich alt. Das Handeln nach der Uhr aber setzt innere uhrmäßige Anlagen voraus."

Lichtenbergs damalige Beobachtungen sind in den vergangenen Jahrzehnten von der Chronobiologie/Chronomedizin und der Schlafmedizin in tausenden von wissenschaftlichen Arbeiten bestätigt und bewiesen worden.

Der Mensch verfügt über eine Hierarchie von Rhythmen, deren Resonanz die optimale Regulation und somit Gesundheit, Leistungsfähigkeit, Wohlbefinden und hohe Lebensqualität bedeuten. Wir wissen weiterhin, dass das Jetlag-Syndrom, die Schichtarbeit und auch die Zeitumstellung Befindenstörungen und Krankheiten verursachen können. Wenn bei Schichtarbeitern die Nacht zum Tag gemacht wird, so ist das eine intensive Störung der inneren Uhr, die auf der Hierarchie physiologischer Rhythmen beruht.

Medizinische Untersuchungen zeigen [z. B. Hildebrandt 1998], dass langjährige Nacht- und Schichtarbeiter an Magen- und Darmbeschwerden, an Herzkreislauferkrankungen, an Schlafstörungen und permanenter Müdigkeit leiden.

Der Professor für Chronophysiologie, Martin Moore-Ede, beschreibt als Ergebnis der „technischen Revolution" die Nonstop-Gesellschaft, die zur Folge permanente Müdigkeit und Verminderung der Leistungsfähigkeit hat, wobei besonders die permanenten Schichtarbeiter leiden. Diesen medizinischen Befund nannte er Schichtfehlanpassungssyndrom.

In diesem Buch wird die innere Uhr des Menschen unter dem Aspekt der Chronobiologie/Chronomedizin und der Schlafmedizin dargestellt, um zu informieren, wie die innere Uhr funktioniert und wie lebensnotwendig ihre Funktion ist. Die heutige Nonstop-Gesellschaft ist der größte Feind der rhythmisch funktionierenden inneren Uhr. Das Tempo der Nonstop-Gesellschaft „immer schneller, immer mehr Geld“ fordert seinen Preis. Dieser heißt Zerstörung der Gesundheit und der Natur des Menschen.

Entschleunigung bedeutet: Rückkehr zur Natur und zu einem natürlichen Leben mit der Zeit, die als Basis die biologischen Rhythmen haben.

Albert Einstein schrieb: „Alles Leben ist Rhythmus!“

Mit diesem Buch soll geholfen werden, das Finden des eigenen persönlichen Rhythmus und den richtigen Umgang mit er Zeit zu unterstützen

Februar 2021 Prof. em. Prof. Dr. med. habil. Karl Hecht

Danksagung

Es ist mir ein Herzensbedürfnis, meiner langjährigen treuen Mitarbeiterin, Frau Anke Dahmen, die dieses Manuskript mit Kreativität, eigenen Ideen und intensivem Fleiß in die druckreife Form gebracht hat, ein riesiges Dankeschön von dieser Stelle zu dokumentieren.

Meinem Neffen Peter Krönert danke ich für die Durchsicht des Manuskripts und für seine wertvollen Hinweise.

Dem Verlagsleiter Paul-Thomas Hinkel danke ich für die Anregung, dieses Buch zu schreiben und die Herausgabe im Spurbuchverlag.

Prof. em. Prof. Dr. med. habil. Karl Hecht

1 Sympathie und Harmonie der Uhren durch Resonanz

Im Jahr 1665 beobachtete der holländische Wissenschaftler Christian Huygens, dass mehrere nebeneinander angehängte Pendeluhren nach kurzer Zeit im gleichen Rhythmus schwingen. Er beschreib das Phänomen als „Sympathie der Uhren“. Dieses physikalische Gesetz wird heute als gegenseitige Phasenverriegelung zweier oder mehrerer Oszillatoren oder in der englischen Sprache als „Entrainment“ bezeichnet. Das Entrainment ist universell gültig. Das heißt, überall, wo sich zwei oder mehrere Oszillatoren im selben Feld befinden, rasten sie miteinander ein, so dass sie synchron schwingen.

Diesem Vorgang liegt das Prinzip der Resonanz zugrunde. Resonanz bedeutet, auf gleicher oder ähnlicher Wellenlänge miteinander zu schwingen. Resonanz ist bei allen schwingenden, (rhythmisch) ablaufenden Systemen oder Organismen ein funktionelles Grundprinzip.

Das was Christian Huygens bei den Uhren beobachtete, haben Chronomediziner und Chronobiologen auch bei Menschen beobachtet. Es wurde zum Beispiel festgestellt, dass bei Nonnen in Klöstern, die nach einheitlichen Rhythmen und Glauben leben, die Menstruation einer Nonnengruppe bei allen immer an gleichen Tagen stattfanden. Das sind wissenschaftliche Ergebnisse und ist keinesfalls Esoterik!

2 Alle Natur hat schwingende Eigenschaften und Resonanz

Alle Natur, vom Universum über die Planeten unseres Sonnensystems bis zu allen Lebewesen auf unserer Erde: Menschen, Tiere, Pflanzen und Mikroorganismen, sind schwingende (rhythmische) Systeme oder Organismen, die mit Resonanz Harmonien und Sympathien auslösen können.

Rotationen und Umläufe der Himmelskörper unseres Planetensystems sind rhythmisch organisiert und synchronisiert und aufeinander abgestimmt. Auf diese Weise gewährleistet es sein harmonisches Gleichgewicht. Diese und andere astrophysikalische Rhythmen waren maßgebend für die Evolution aller Lebewesen. Alle Funktionen von Pflanzen, Tieren und Menschen verlaufen rhythmisch. Bisher wurden Rhythmen mit

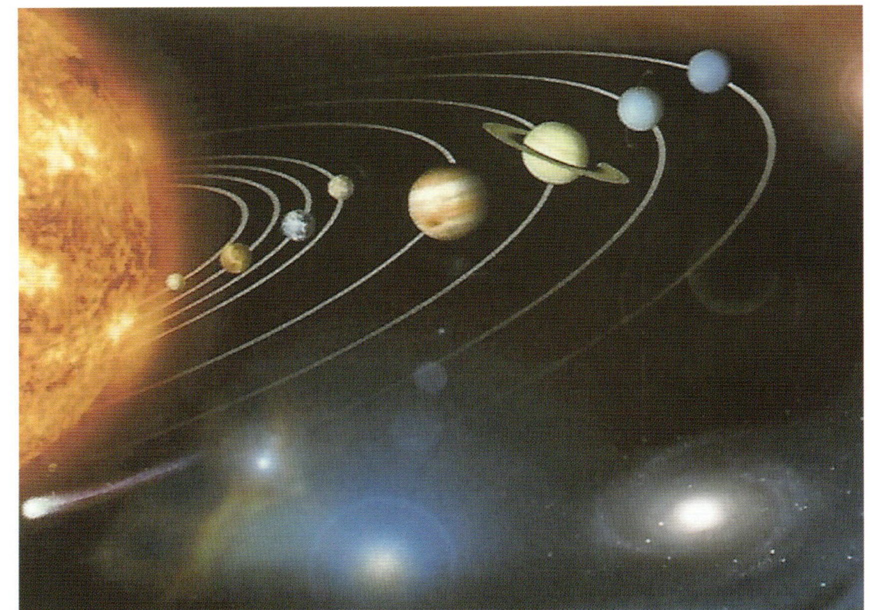

Abbildung 1: Die Umkreisung der Planeten unseres Sonnensystems wird durch Resonanz der schwingenden (rhythmisch verlaufend) Eigenschaften der einzelnen Planeten, präzise abgestimmt, als ein funktionelles System zusammengehalten. [Foto: NASA]

Tabelle 1: Die Umlaufzeiten der Planeten um die Sonne

Planet	Umlaufzeit in Tagen	Abstand von der Sonne in Millionen Kilometern
Merkur	88	58
Venus	225	108
Erde	365	150
Mars	687	228
Jupiter	4329	778
Saturn	10751	1433
Uranus	30664	2872
Neptun	60148	4495

Periodenlängen von 10^{-6} bis 10^{8} Sekunden nachgewiesen.

Die Natur funktioniert nur in rhythmischem Gleichklang und Resonanz.

3 „Die Welt existiert nicht, sie ereignet sich“

Diesen Satz schrieb Friedrich Cramer, ehemaliger Direktor des Max-Planck-Instituts für experimentelle Medizin, in seinem Buch „Symphonie des Lebendigen“. Der Versuch einer allgemeinen Resonanztheorie mit Bezug auf den altgriechischen Philosophen Heraklit (Fragment 91): „Niemand kann zweimal in dem gleichen Fluss baden.“ Dieses „Panta rhei“ = alles fließt, ist die Natur unserer Welt, ist unsere Innenwelt und unsere Umwelt.

Friedrich Cramer sieht das so:

„Resonanz ist das, was die Welt im Innersten zusammenhält'. Alles, von den kleinsten Bausteinen der Materie bis zu den Weiten des Universums (und damit auch Körper und Geist des Menschen, die Gesellschaft und die Beziehungen der Menschen untereinander), steht in einer Wechselwirkung, die sich als Resonanz, als aufeinander abgestimmte Schwingung, beschreiben lässt.“

4 Resonanz hält auch das schwingende System des Menschen zusammen

Die relativ stabile Struktur und Form des Menschen wird durch unzählige, sich immer wieder erneuernde, vernetzte Regelkreise aufrechterhalten. Die räumliche Gestalt des Menschen ist zeitlich-funktionell aus den verschiedensten komplexen dynamischen und flexiblen Regelkreisläufen zusammengefügt, z. B. Herzkreislauf, Neuronennetze des Gehirns, Hormon- und Fortpflanzungssystem, die Körperbewegung und der Stoffwechsel. Die gesamten funktionellen Prozesse des Menschen verlaufen schwingend, also periodisch.

Der partielle Ausfall eines des schwingenden, vernetzten Regelkreissystems Mensch bedeutet nachprüfbar Energie-, Informations-, Gesundheits- und Langlebigkeitsverlust. Der totale Ausfall der Schwingungen, z. B. der EEG-Wellen ist das Kriterium für den Tod. Der klinische Tod eines Menschen wird bekanntlich durch den Verlust der EEG-Wellen bestimmt.

5 Alles im Leben ist Rhythmus, und Rhythmen reflektieren die Zeitstruktur alles Lebendigen

Der Satz „Alles im Leben ist Rhythmus" soll von Albert Einstein stammen. So ist es wirklich. Leben ist ständige Bewegung, ständiges schwingendes (rhythmisches) Fließen. Diese Schwingungen (Rhythmen) sind die Zeitstruktur alles Lebendigen. Die Grundlage der inneren Uhr, die aus vielen „kleinen inneren Uhren" (Frequenzen) besteht, sind dynamisch in Resonanz tretende Rhythmen verschiedener Wellenlänge. Leider ist das vielen Menschen unbekannt. Deshalb wiederhole ich noch einmal folgendes Zitat:

„Nicht zu wissen, dass man keine Zeitstruktur hat, ist so, als wüsste man nicht, dass man ein Herz oder eine Lunge hat". „In jedem Aspekt unserer Physiologie und unseres Lebens erkennen wir, dass wir der Ordnung unterworfen sind, die wir Zeit nennen." [Gay Gear Luce, 1970, Report of U. S. Department of Health "Education" and Welfare]

Das wusste Georg Christoph Lichtenberg eigentlich schon vor 200 Jahren recht gut. Im Göttinger Taschenkalender schrieb er einen Artikel: „Hupazoli und Cornaro oder: Thue es ihnen gleich, wer kann." Darin berichtet er von Menschen, die ein sehr hohes Alter erreicht haben, weil sie eine regelmäßige Lebensweise führten. Aus seiner Analyse mit dieser Menschengruppe zieht er die Schlussfolgerung: „Die sogenannten Leute nach der Uhr werden gewöhnlich alt. Das Handeln nach der Uhr aber setzt innere uhrmäßige Anlagen voraus." Lichtenbergs Beobachtungen lassen sich auch in unserer Gegenwart bestätigen. Andererseits wissen wir, dass der Verstoß gegen die innere Uhr Krankheiten und Kurzlebigkeit zur Folge hat.

Auch Christoph Wilhelm Hufeland kannte schon das System der Zeitstruktur und Resonanz. Er bezeichnet eine Schwingung als Phasenlage. In seinem Buch „Makrobiotik oder die Kunst das Leben zu verlängern" [Hufeland 1817] beschrieb Christoph Wilhelm Hufeland (1762–1838) die 24-Stundenrhythmik von Körperfunktion und die medizinische Bedeutung der jeweiligen Phasenlage dieses Zyklus wie folgt: „Die 24-stündige Periode, welche durch die regelmäßige Umdrehung unseres Erdkörpers auch allen seinen Bewohnern mitgeteilt wird, zeichnet sich besonders in der physischen Ökonomie des Menschen aus. ... und alle anderen so wunderbar pünktlichen Termine in unserer physischen Geschichte werden im Grunde durch die einzelne 24-stündige Periode bestimmt. ... Nun bemerken wir, je mehr sich diese Periode mit dem Schluss des Tages ihrem Ende nähert, desto mehr beschleunigt sich der Pulsschlag und es entsteht ein wirklich fieberhafter Zustand, das so genannte Abendfieber, welches jeder Mensch hat."

Mit dieser genialen Beobachtung erkannte Hufeland bereits den Phasengang der verschiedensten Körperfunktionen, die morgens andere Funktionsabläufe präsentieren als abends. Er nimmt die Morgentemperatur nach dem erholsamen Schlaf am Morgen als Referenzwert und stellt ihr folglich eine Erhöhung der Körpertemperatur am Abend als Abendfieber gegenüber. Dies ist aus unserer heutigen Sichtweise eine plausible Interpretation. Diese Erkenntnis war auch Anlass, das Pulsen und das Temperaturmessen morgens und abends in den Kliniken einzuführen, um die Morgen-Abend-Funktions- und Zustandsänderungen in die medizinische Diagnostik einzubeziehen. Dies müsste eigentlich für die gesamte medizinische Diagnostik Gültigkeit haben.

6 Die Zeitstruktur des Menschen

Bei allen Lebewesen, Menschen, Tiere, Pflanzen, Mikroorganismen ist rhythmisches Fließen in den Rhythmen verschiedener Wellenlängen harmonisch synchronisiert. So gibt es zum Beispiel:

- Jahresrhythmen
- Monatsrhythmen
- Wochenrhythmen
- Tagesrhythmen
- 90-Minutenrhythmen (Tagestrance, REM-Schlafzyklus)
- Minutenrhythmen
- Sekundenrhythmen

Die Harmonie des Zusammenwirkens durch Resonanz der Rhythmen psychobiologischer Funktionen des Menschen mit denen der Umwelt vollzieht sich ebenfalls nach dem Prinzip der gegenseitigen Phasenverriegelung mehrerer Oszillatoren. Synchronisation von Rhythmen gewährleistet Gesundheit, Wohlbefinden, Harmonie, Heiterkeit, Freude, Fröhlichkeit usw. Auch das ist die Selbstregulation der Natur.

Der melodische Reichtum und die rhythmische Polyphonie der musikalischen Werke von hohem künstlerischem Wert erregen in uns nicht nur positive Emotionen, sondern besitzen einen Heileffekt. Und je geistiger diese Musik ist, desto multidimensionaler synchronisiert sie unsere biophysiologischen Rhythmen. Desynchronose, also gestörte Synchronisation, verursacht dagegen Unwohlsein, Stress und krankhafte Zustände.

7 Universum, Planetensystem der Sonne und alles Leben bis in die Atome besteht aus Regelkreisen, d. h. aus Schwingungen

Der deutsche Astronom Johannes Kepler postulierte im „Mysterium Cosmographicum" [1596] „Gott habe Körper den Kreisen und Kreise den Körpern so lange eingeschrieben, bis kein Körper mehr da war, der nicht innerhalb und außerhalb mit beweglichen Kreisen ausgestattet war." Diese Erkenntnis von Kepler vor über 400 Jahren, die besagt,

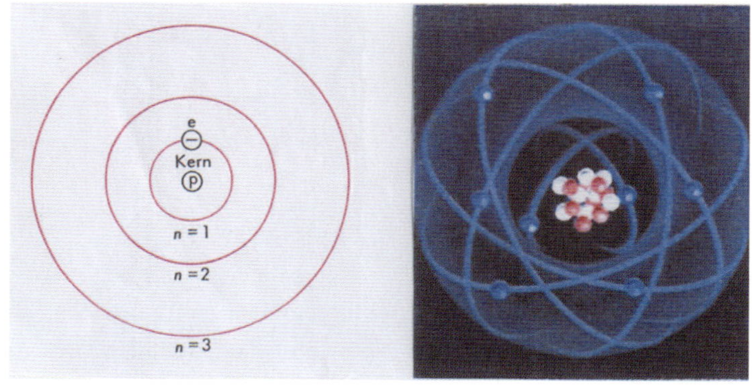

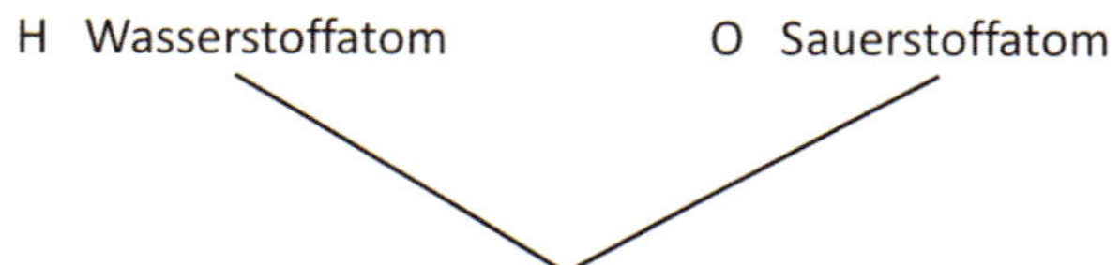

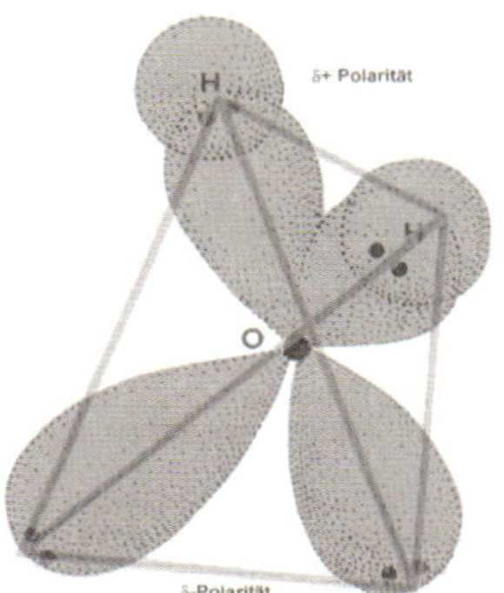

Abbildung 2: Zwei Wasserstoffatome und ein Sauerstoffatom bilden das Wassermolekül, welches eine Tetraederstruktur besitzt [Hecht Archiv]

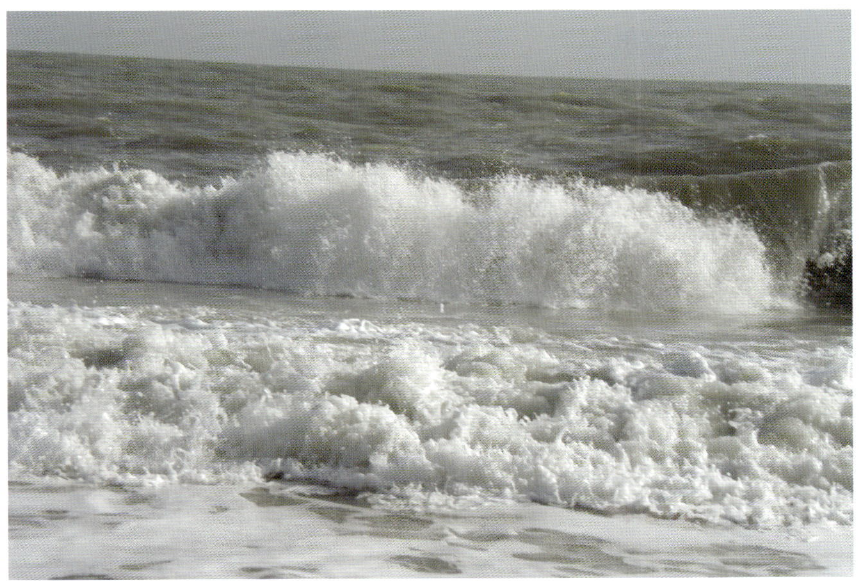

Abbildung 3:
Diese Ozean-Wasserwellen reflektieren die Wassermolekültetraeder als ganzheitliches System. Auch der Mensch ist ein ganzheitliches schwingendes System, welches aus schwingenden Atomen und Molekülen besteht [Foto Hecht]

dass alle Natur aus Regelkreisen besteht, ist genial, real und aktueller als jemals zuvor.

Es gilt heute als bewiesen, dass alle in der Natur vorkommenden Systeme mit relativ stabilen Strukturen und Formen sich durch Netze von Regelkreisen mit Rückkopplungs-, Informations- und Energiemechanismen auszeichnen, wodurch ihre Selbstregulation gewährleistet wird. Das beginnt bei den Atomen und geht bis in das Universum. Nachfolgend dazu ein Beispiel für die Atome, die sich ständig in kreisender Bewegung befinden.

Diese Abbildung zeigt das H-Atom-Modell mit Elektronenübergängen (Quantensprünge) bei Energiezufuhr oder Energieabgabe am Beispiel der Absorption oder Emission von Licht definierter Wellenlängen.

n1 = Abstand der Quantenbahn des Grundzustands

2, 3, 4 = Abstände der Quantenbahn der angeregten Zustände

Können Sie sich auf der Basis der Tetrahydrolstruktur des Wassermoleküls die vernetzten Regelkreise der Wasserwellen der Ozeane unseres Planeten vorstellen oder den menschlichen Körper, der zu 60–75 % aus Wasser besteht? Die Wissenschaft vom Wasser, die auf funktionelle und strukturelle Schwingungen fundiert ist, tritt derzeit in eine diesbezügliche revolutionäre Ära [Kröplin 2001].

8 Auch Blumen haben einen Tagesrhythmus

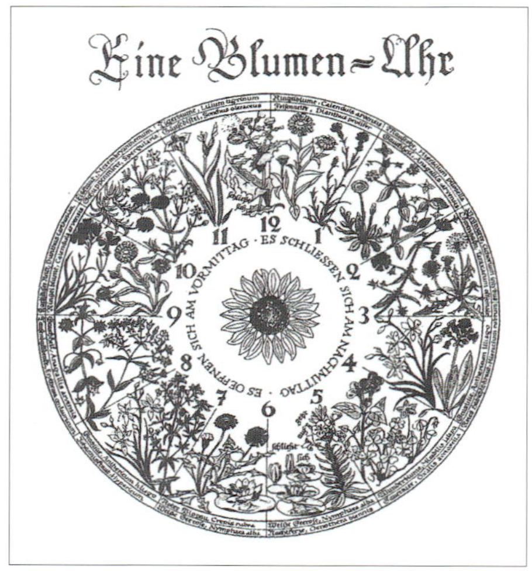

Abbildung 4: Die 1745 von Carl von Linné entworfene Blumenuhr, die jeweils die Zeiten angibt, zu denen sich die Blüten der verschiedenen Blumenarten öffnen und wieder schließen. Die 12 Stunden der Uhr beginnen um 6 Uhr morgens und enden um 18 Uhr am Abend. Zeichnung von Ursula Schleicher-Benz. [Aus dem Lindauer Bilderbogen Nr. 5, hrsg. von Friedrich Boer, Jan Thorbecke, Sigmaringen]

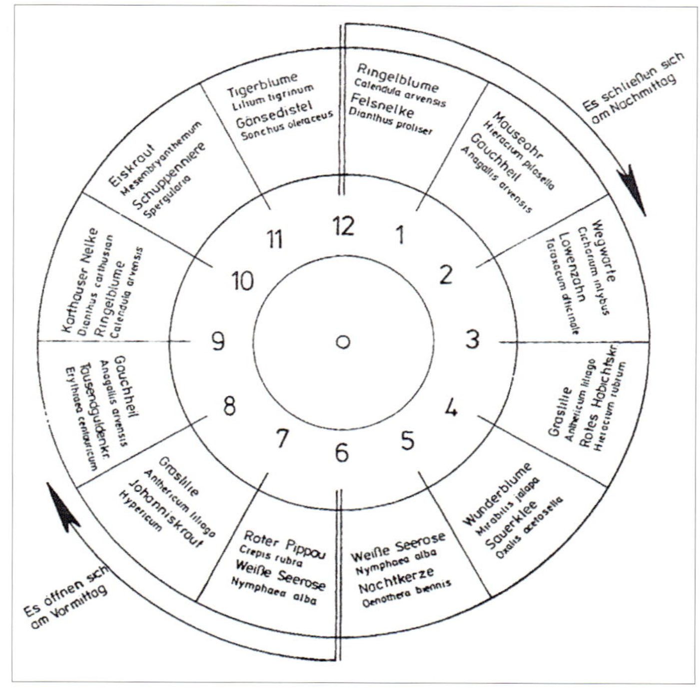

Abbildung 5: Blumenuhr nach Carl von Linné [1745]. Von Gunter Hildebrandt [1998] übersichtlicher dargestellt.

9 Chronobiologie, die Lehre der inneren Uhr

Die Lehre von den Rhythmen, die im menschlichen Körper die Symphonie des Lebens täglich gewährleisten, nennt man Chronobiologie und Chronomedizin.

Rhythmen sind immer Zeitabläufe. Die Chronobiologie ist die Lehre von den rhythmischen Vorgängen in unserem Körper, durch die die sogenannte innere biologische Uhr repräsentiert wird.

Für die rhythmischen Abläufe werden auch die Begriffe Zyklen, Perioden, Wellen, Schwingungen (in Anlehnung an die Physik) verwendet.

Eigenschwingungen in allem Lebenden (Beispiele):

Atomkern	10^{22} Hz
gesamtes Atom	10^{15} Hz
Molekül	10^{9} Hz
Megamolekül (z. B. Peptide)	10^{6}-10^{3} Hz
Zelle	1.000 Hz
Zellverbände (schwingende Regelkreise)	0,1-60 Hz
EEG	1-60 Hz
Puls	1 Hz
Atmung	0,25 Hz
Gesamtorganismus	10 Hz

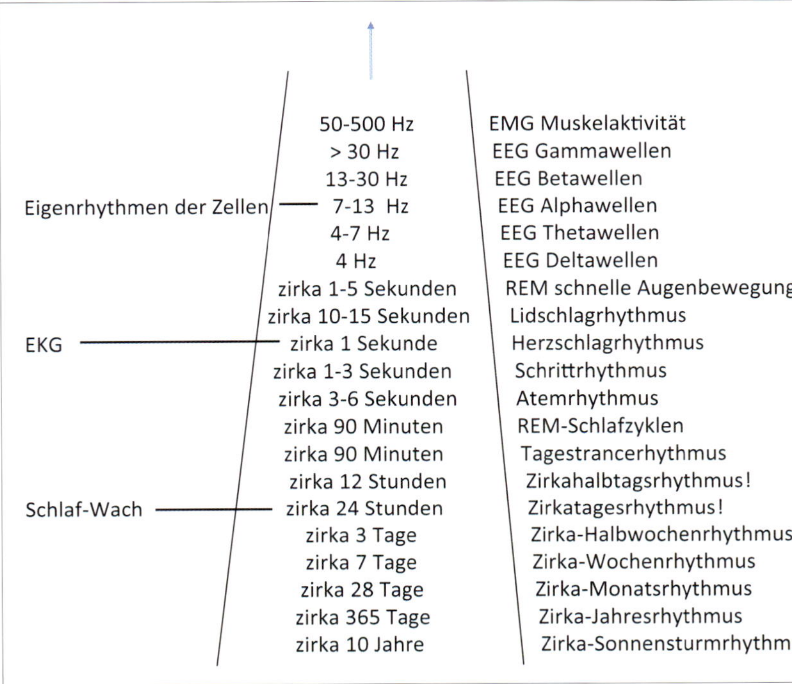

Abbildung 6:
Die funktionelle Hierarchie der Rhythmen in Periodenlängen eines Menschen, die täglich alle Lebensprozesse durch Resonanz des Gleichgewichts des Menschen mit seiner Umwelt aufrechterhalten und die Grundlage hoher Lebensqualität und Leistungsfähigkeit bilden [Archiv Hecht]

In Abbildung 6 wird die rhythmische funktionelle Hierarchie des Menschen dargestellt, die täglich das Funktionieren eines gesunden Lebens gewährleistet.

Sie zeigt Periodenlängen verschiedener Funktionen, die bisher beim Menschen nachgewiesen wurden. Der Mensch ist ein Multi-Oszillator, der in sich und mit den Multioszillatoren der gesamten Umwelt, einschließlich der sozialen Beziehungen, in Resonanz geht.

Alle Rhythmen in Lebewesen sind Circarhythmen, die nicht streng physikalisch, sondern flexibel, annähernd als Circafrequenzen ablaufen. Nur auf diese Weise kann die Selbstregulation der Natur gewährleistet werden.

10 Die Grundfunktion der Natur und des Lebens ist die rhythmisch fließende selbstregulatorische Bewegung

Circarhythmische Wiederholung erleben wir jedes Jahr in den Jahreszeiten Frühling, Sommer, Herbst und Winter.

Wir erleben wie jedes Jahr den Baum: Im Frühjahr grünt und blüht er, im Sommer bilden sich Früchte, im Herbst wirft er Früchte und Blätter ab und im Winter ruht er.

Wir erleben auch jeden Morgen den Sonnenaufgang und jeden Abend das Schauspiel des Sonnenuntergangs als Fakt der Rotation unseres Planeten. Auch das erfolgt im Laufe des Jahrs täglich zu verschiedenen Zeiten und ergibt nach 365 Tagen den Jahresrhythmus. Das ist die Multioszillator-Natur!

Wenn wir unseren Lebensstil der circarhythmischen Regelmäßigkeit anpassen, z. B. zur etwa gleichen Zeit schlafen gehen und zur circa gleichen Zeit aufstehen, läuft die natürliche Selbstregulation leichter und weniger anstrengend.

Wohl fast jeder Mensch hat seine speziellen Erfahrungen mit der Zeit, zum Beispiel folgende: Jeden Wochentag klingelt der Wecker um sechs Uhr und holt den Menschen aus dem Schlaf. Am Wochenende ist der Wecker abgeschaltet. Aber pünktlich sechs Uhr erwacht er. Der Zeitpunkt des morgendlichen Erwachens hat sich so eingespielt. Pawlow bezeichnet diese Erscheinung als „bedingten Reflex auf die Zeit“. Wir können durch die Regelmäßigkeit des Lebensstils die Zeit konditionieren und zwar so, dass man keinen Funkwecker mehr in sein Schlafzimmer stellt, der für den Schlafrhythmus störend ist.

11 Zu jeder Jahreszeit schläft man anders

Es gibt aber bezüglich der Natur des Schlafs auch eine besondere evolutionäre Eigenheit des Menschen.

Sommer: kurze Schlafzeit, hohe Leistung
Winter: lange Schlafzeit, geringe Leistung
Mai/Juni: Aufstehen erleichtert, positive Stimmung
November/Dezember: Aufstehen erschwert, depressive Stimmung

Diese Erscheinungen werden durch das Licht der Sonne bewirkt, das uns ebenfalls bezüglich der Hell-Dunkel-Relation unsere psychische Stimmung und unsere körperliche Stärke verleiht.

Forderungen an die vor Bildschirmen sitzende Generation: Raus aus den Stuben, weg von den Bildschirmen! Die Natur bringt viele gute Erlebnisse, besonders gibt uns die Natur mit der Sonne Gesundheit.

11.1 Was versteht man unter Regulation?

Die Regulation (Regelung) wird von regula (lat.) abgeleitet und bedeutet soviel wie Norm, Normeinhaltung, Richtmaß, Richtschnur. Im biologisch-medizinischen Bereich wird die Regulation als ein universelles Grundprinzip aller Lebensfunktionen aufgefasst, welches die Gesunderhaltung eines Individuums und die Adaption an seine Umwelt gewährleistet.

Die Regulation wird durch Wirkkreise = Regelkreise gewährleitstet, welche immer rückgekoppelt sind, d. h., dass dieser Regelkreis bei Veränderung der Zielfunktion eines Organismus sich neu einzustellen vermag und diese Neueinstellung innerhalb der Hierarchie der Regulationsebenen auch signalisiert.

Der biologische, insbesondere menschliche Organismus verfügt über eine unzählige Menge von vermaschten Regelkreisen, die ineinander und miteinander abgestimmt zusammenspielen und mit unterschiedlichen Geschwindigkeiten ablaufen. In den Prozessen in der extrazellulären Matrix und in der Zelle sind metabolische Regulation-Regelkreis-Zyklen mit Geschwindigkeiten von ca. einer Milliardstel Sekunde bis 100 Sekunden möglich.

12 Was ist Selbstregulation?

Autoregulation, Selbstregulation = Eigenschaft der Natur einschließlich aller lebenden, mit selbstorganisatorischen Fähigkeiten ausgestatteten Organismen. Sie dient der Aufrechterhaltung der Homöostase, z. B. des Kreislaufsystems, der Gehirndurchblutung, der Herzleistung des Stoffwechsels. Autoregulation liegt dem Selbstheilungsprozess zugrunde. Mineralien und Spurenelemente sind wichtige Energiestoffe für die Autoregulation (Selbstregulation).

13 Was verstehen wir unter Homöostase?

Ausgeglichenheit und relative Stabilität eines Systems. Für den Menschen sieht das wie folgt aus. Der Begriff Homöostase wurde von dem amerikanischen Physiologen Walter Bradford Cannon (1871–1945) geprägt: Kennzeichnung der Eigenschaft lebender Organismen bzw. organismischer Regelsysteme, bestimmte physiologische Parameter konstant bzw. in Grenzen zu halten („relative Konstanz" des inneren Milieus, z. B. Blut-pH, Blutdruck, Blutglukosekonzentration, Körpertemperatur, Mineralien und Spurenelemente). Gewöhnlich oszillieren diese Prozesse um ein relativ konstantes Niveau.

14 Biologische Rhythmen

Die relativ stabile Struktur und Form des Menschen wird durch unzählige, sich immer wieder erneuernde, vernetzte Regelkreise aufrechterhalten. Die räumliche Gestalt des Menschen ist zeitlich-funktionell aus den verschiedensten komplexen dynamischen und flexiblen Regelkreisläufen zusammengefügt, z. B. Herzkreislauf, Neuronennetze des Gehirns, Hormon- und Fortpflanzungssystem, die Körperbewegung und der Stoffwechsel. Die gesamten funktionellen Prozesse des Menschen verlaufen schwingend, also periodisch. Diese periodischen Funktionen, die im gesamten Organismus zu finden sind, werden als biologische Rhythmen bezeichnet. Es wurden bisher biologische Rhythmen mit Periodenlängen von 10^{-6} bis 10^{8} Sekunden nachgewiesen. Dieses System wird als innere Uhr bezeichnet (siehe Abbildung 4).

15 Chronobiologie

Die Chronobiologie ist die Lehre von den zeitlichen, d. h. periodischen Abläufen der verschiedensten Körperfunktionen. Von der Chronobiologie wurden Subdisziplinen, wie Chronomedizin, Chronopsychophysiologie, Chronopharmakologie, Chronotherapie, Chronodiagnostik, Chronoprävention u. a. abgeleitet, womit Anwendungsbereiche der Chronobiologie beschrieben werden. Auch psychische Prozesse wie z. B. Konzentrationsfähigkeit, Gedächtnis und Denken [Diedrich et al. 1989, Sinz 1980] laufen periodisch ab.

16 Klassifizierungen von Rhythmen in der Beziehung Mensch - Umwelt

Exo-Rhythmen = Rhythmische Abläufe von Lebensprozessen, welche vor allem durch Schwingungen geophysikalischer Einflüsse ausgelöst werden (Veränderungen der Belichtungsverhältnisse während der Erdrotation, lunare und solare Wirkungen, z. B. berichteten dem Autor viele Patienten mit Schlafstörungen, dass die Vollmondnacht schlaflos verläuft, obgleich das Schlafzimmer völlig verdunkelt wird).

Exo-Endo-Rhythmen = Endogene rhythmische Funktionen, die in der Evolution eingraviert worden sind und die mittels eines exogenen Zeitgebers synchronisiert werden bzw. werden müssen, z. B. circadiane, circalunare, circaannuale, circatidale Rhythmen (Gezeitenrhythmen). Derartige Rhythmen haben eine hohe Anpassungsfähigkeit. Durch die Möglichkeit sich auf zu erwartende Umweltveränderungen einstellen zu können, erhöht sich die Autonomie dieser Rhythmen, aber auch ihre Störanfälligkeit, wenn das Zeitgeberprinzip stark verändert oder sogar destruktiv wirkt.

Endo-Rhythmen = Eigenrhythmen eines Organismus, die von Zeitgebern unabhängig sind und die einen hohen Grad an Autonomie besitzen. Sie sind vor allem im kurzwelligen Bereich zu finden und durch starke Frequenzvariabilität und - modulität gekennzeichnet. Endo-Rhythmen eignen sich für Zustandsbestimmungen und sind nützlich für die Diagnostik, z. B. in der Schlafpolygraphie anhand der EEG-Wellen.

Exo = äußere

Endo = innere

17 Krankheitsprozesse äußern sich immer in einem gestörten Rhythmus oder in veränderten Wellenstrukturen

In der Medizin wurde der Begriff Dysrhythmie eingeführt. Beispiele von einfachen Dysrhythmien werden in dieser Abbildung am Beispiel eines tachykardialen Anfalls (Herzanfall) im EKG und an einem epileptischen Anfall im EEG angeführt. Der Begriff Dyszyklizität oder Dysrhythmie würde nach unserem Erachten „pathophysiologische" Prozesse besser charakterisieren und beschreiben als der Begriff Krankheit.

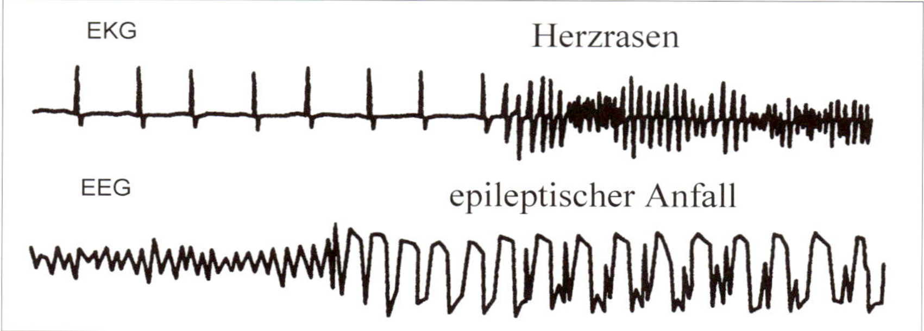

Abbildung 7: Tachykardie (Herzrasen) und Epilepsie [modifiziert nach Coveney und Highfield 1994]

17.1 Der circadiane Rhythmus = Tagesrhythmus

Der circadiane Rhythmus spielt im Leben eines Menschen eine dominierende Rolle und wird daher als die Grundlage der inneren Uhr bezeichnet.

Die circadianen Rhythmen, die eigentlich in allen Körperfunktionen von der molekularen Regulationsebene bis zur ganzheitlichen Regulation vorkommen, stehen in Verbindung mit der Erdumdrehung von 24 Stunden. Früher gab es andere Bedingungen!

Das konnte Jürgen Aschoff [Aschoff 1973, 1971a und b, 1966, 1963] in seinen Bunkeruntersuchungen in Andechs bei München zeigen. Sobald sich die Menschen im Bunker ohne Zeitbeziehung, d. h. ohne Sonnenlicht, ohne Uhr, ohne irgendwelche Taktgeber von außen befanden, konnte mit objektiven

Messungen, z. B. der Körpertemperatur, und auch subjektiv (Protokollierungen) ein 25-Stundenrhythmus nachgewiesen werden. Wenn diese Menschen wieder den natürlichen Bedingungen außerhalb des Bunkers ausgesetzt waren, stellte sich wieder ein 24-Stundenrhythmus ein. Dieses Phänomen wurde zwischenzeitlich an ca. 1.000 Menschen nachgewiesen [Zulley, Knab 2000].

Es wird dazu folgendes Erklärungsmodell gegeben. Vor ca. 350 Millionen Jahren, als das Leben auf der Erde entstand, hatte das Jahr 400 Tage und der Tag 25 Stunden. In dieser Zeit wurde der Rhythmus der Erdumdrehung in die Funktion des entstehenden Lebens „eingraviert", also eingeprägt. Seit dieser Zeit hat sich die Erdumdrehung und somit das Jahr und der Tag zeitlich verändert, d. h. verkürzt. Deshalb tragen wir in uns noch das Engramm des 25-Stundenrhythmus, der immerzu auf den 24-Stundenrhythmus der heutigen Erdumdrehung neu justiert werden muss. Dies geschieht durch die Zeitgeber

- Magnetosphäre
- Sonnenlicht bzw. Hell-Dunkel-Wechsel
- menschliches Bewusstsein
- Uhrzeit
- soziale rhythmische Tagesabläufe.

Diese Zeitgeber-Justierungsfunktion ist ein Vorteil für alle Lebewesen, ein Geschenk der Natur, weil die Menschen flexibler in der Adaptation an Veränderungen der Umwelt geworden sind.

Der circadiane (24-Stunden) Rhythmus ist immer an die Ortszeit gebunden, in welcher der Mensch sein Leben verbringt.

Bei der endogenen Regulation der circadianen Rhythmik sind steuernd zentral- und peripher-nervöse, endokrine, humorale und immunologische Funktionen beteiligt. Die endogenen circadianen Rhythmen werden vor allem durch den Parasympathikus-Sympathikus in Kohärenz (Resonanz) mit den endokrinen Funktionen geregelt.

18 Das Zentrum der inneren Uhr befindet sich im Gehirn

Das Zentrum, welches die innere Uhr reguliert, befindet sich im Gehirn. Es wird als Nucleus suprachiasmatikus (SCN) bezeichnet. Dieser Nucleus (Kern) hat die Größe eines Reiskorns und seinen Sitz im hinteren Teil der Hirnregion, die als Hypothalamus bezeichnet wird.

Der Hypothalamus reguliert über die Hypophyse (Hirnanhangdrüse) das gesamte hormonelle Funktionssystem (alle

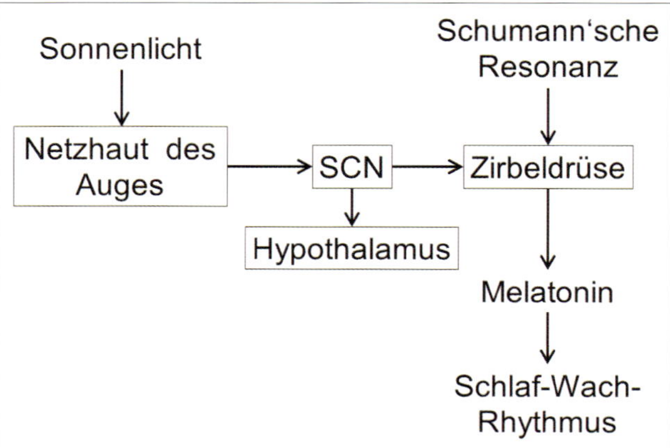

Abbildung 8: Wenn das Licht auf die Netzhaut auftrifft, geht es zuerst zum SCN, der dann an den Hypothalamus und die Zirbeldrüse die tagesspezifische Lichtzeit signalisiert und auf diese Weise die Regulation des circadianen Rhythmus des vegetativen und Hormonsystems sowie der Zirbeldrüse gewährleistet. [Hecht]

Hormondrüsen) und über das vegetative Nervensystem (Sympathikus und Parasympathikus) die Funktionen aller inneren Organe (z. B. Verdauung, Herz-Kreislauf, Ausscheidung). Außerdem produziert der Hypothalamus Neuropeptide (Bioregulatoren). Der Hypothalamus ist mit dem Nucleus suprachiasmatikus (SCN) vernetzt. Der SCN hat nur etwa 20.000 Nervenzellen. Aber mit Synapsen ist er wie kein anderer Hirnbezirk vernetzt. Er hat Verbindung zur Netzhaut des Auges und zur Zirbeldrüse (Epiphyse). Die zapfenförmige Zirbeldrüse ist ebenfalls klein, aber hat große funktionelle Aufgaben im menschlichen Körper. Sie steuert die innere Uhr, den Schlaf-Wach-Rhythmus (Melatonin), hat Verbindung zur Schumann'schen Resonanz, gewährleistet Intuition und spirituelle Gesundheit.

Der körperliche und psychische Alterungsprozess wird ebenfalls von der Zirbeldrüse gesteuert. Wenn ihre Funktion nachlässt, wird der Mensch alt. Menschen, die mit der Zeit, mit der inneren Uhr und in Regelmäßigkeit leben, erhalten die Funktion der Zirbeldrüse und ihre Jugendlichkeit.

Zur Gewährleistung der Funktion der inneren Uhr besteht eine funktionelle Vernetzung des SCN mit der Netzhaut des Auges, mit der Zirbeldrüse und mit dem Hypothalamus.

19 Phasenlage und tageszeitliche Empfindlichkeit

Die circadianen Rhythmen verschiedener Körperfunktionen sind untereinander entweder phasengleich oder phasenverschoben oder phasenkonträr gekoppelt, um die Regulation zum Zwecke der Adaptation zu entsprechenden Zeiten und für entsprechende Aktivitäten zu gewährleisten.

Viele Funktionen des menschlichen Organismus haben eine ähnliche Phasenlage des 24-Stundenrhythmus, der mit einem Anstieg am Morgen beginnt, gewöhnlich ein zweistufiges Gipfelniveau hat (Vormittags- und Nachmittagsplateau) und dann wieder abfällt, um am Abend und in der Nacht ein kontroverses Plateau zum Tage hin einzunehmen.

Maschke et al. [1996] und Hecht [1999] unterteilten den circadianen Verlauf unter

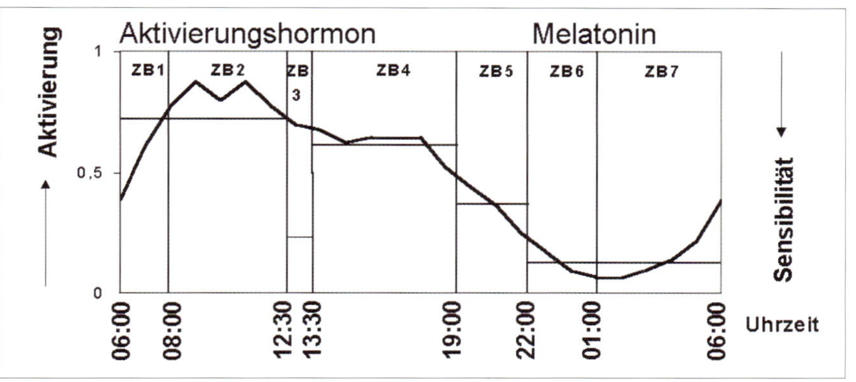

Abbildung 9:

Tagesrhythmischer Verlauf der Aktivierung und Lärmsensibilität mit Unterteilung in Zeitbereiche (schematisch) [nach Hecht et al. 1999 bzw. Maschke und Hecht 1996]

Zeitbereich 1: ansteigende Aktivierung
Zeitbereich 2: hohes Aktivierungs- bzw. niedriges Sensibilitätsniveau
Zeitbereich 3: Ruhe, natürliche Mittagsschlafzeit (Siesta)
Zeitbereich 4: hohes Aktivierungs- bzw. niedriges Sensibilitätsniveau
Zeitbereich 5: labile Phase mit herabgesetztem Aktivierungsniveau
Zeitbereich 6: Schlaf; Einschlafzeit; Dominanz des Non-REM-Schlafs, d. h. physische Erholung
Zeitbereich 7: Schlaf; Dominanz des REM-Schlafs, d. h. geistig-emotionelle Erholung

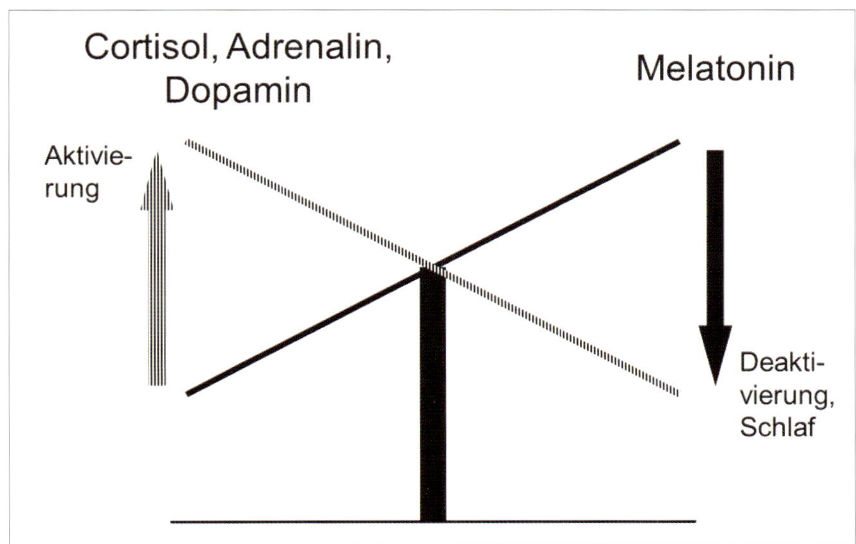

Abbildung 10:

Aktivierungs-Deaktivierungs-Regulation [Hecht Archiv]

dem Aspekt der Aktivierung und Lärmsensibilität in sieben verschiedene Zeitbereiche.

Aktivierungshormone sind Kortison, Dopamin, Adrenalin u. a.

Alle Rhythmen in allen Lebewesen verlaufen nicht nach starren technischen Mustern, sondern in einer beträchtlichen Variabilität. Deshalb wird bei biologischen Rhythmen immer das „circa" (etwa, näherungsweise) vorgesetzt. Für den Tagesrhythmus wird gewöhnlich die lateinische Bezeichnung circadianer Rhythmus (circa = etwa, dian = Tag) verwendet, da die Erde täglich rotiert.

20 Tageszeitliche Phasengänge

Davon lassen sich bestimmte Empfindlichkeitstageszeitpunkte für Einwirkungen (Pharmaka, Toxine, Therapien), pathologische Erscheinungen usw. nachweisen.

Während eines 24-Stundenrhythmus verändert sich die Empfindlichkeit gegen bestimmte Einwirkungen bzw. Reaktivität von Stunde zu Stunde, weil die circadiane Rhythmik in ihrem Verlauf zu jeder Zeit einen neuen psychophysiologischen Zustand hervorbringt. Auf dieser Grundlage existieren so genannte Empfindlichkeitstageszeitpunkte bzw. Tagesmaxima und -minima. Darunter werden Zeitpunkte erhöhter und herabgesetzter Reaktivität oder Empfindlichkeit gegenüber exogenen und endogenen Einflüssen verstanden [Haus 1964].

Die Empfindlichkeit bezieht sich auf Wahrnehmungen (z. B. Schmerz), auf Leistungen, auf Wirkungen, Medikamente, toxische Stoffe, physikalische Faktoren (Strahlen, Elektromagnetismus, Geräusche). Beispielsweise zeigen die Reaktionszeiten auf akustische Reize einen circadianen Verlauf. Die längsten Reaktionszeiten liegen zwischen 23:00 bis 09:00 Uhr, die kürzesten zwischen 09:00 bis 22:00 Uhr vor. Nachfolgend werden diesbezüglich Beispiele angeführt.

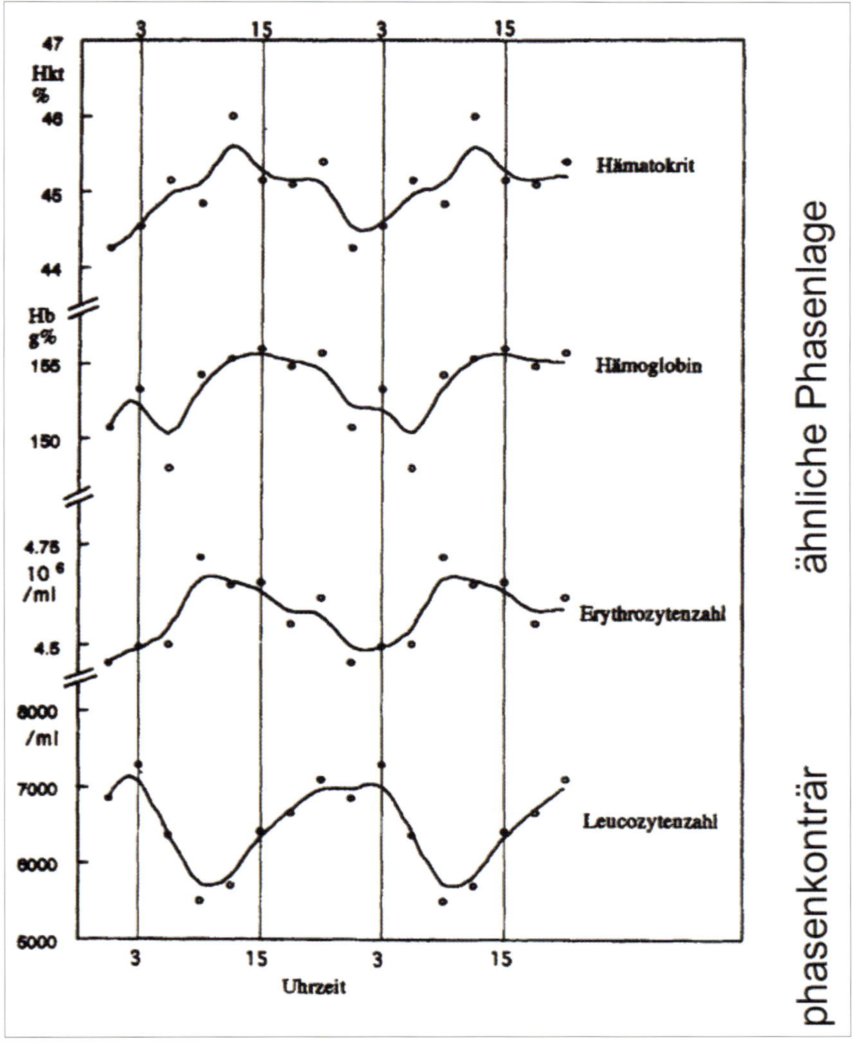

Abbildung 11:

Tagesgang einzelner Parameter des Blutbilds [Hildebrand et al. 1998]

Tabelle 2: Tagesmaxima und Tagesminima von Harn- und Blutwerten (Mittelwerte) [nach Hildebrandt et al. 1998]

Parameter	Maximum	Minimum
Harnmenge	16:00 Uhr	02-04:00 Uhr
Harn-pH	12-14:00 Uhr	02-04:00 Uhr
Kalziumkonzentration	04:00 Uhr 11:00 Uhr	16:00 Uhr
Harnsäurekonzentration	02:00 Uhr	12:00 Uhr
Phosphatkonzentration	02-04:00 Uhr	12-14:00 Uhr
Leukozytenzahl	23-03:00 Uhr	11-13:00 Uhr
Erythrozytenzahl	11-15:00 Uhr	01-05:00 Uhr
Hämoglobin	13-17:00 Uhr	06:00 Uhr
Hämatokrit	12:00 Uhr	01:00 Uhr

Tabelle 3: Tagesmaxima und Tagesminima von pathophysiologischen Prozessen (Mittelwerte) (Auswahl aus der einschlägigen Literatur)

Pathophysiologischer Prozess	Maximum	Minimum
Häufigkeit von Todesfällen	02-05:00 Uhr	20-24:00 Uhr
Zahnschmerzen kariesbedingt	03-06:00 Uhr	15-17:00 Uhr
Herzkreislauflabilität	03-05:00 Uhr	23-24:00 Uhr
Tachykardieanfälle	06-10:00 Uhr	
Herzinfarkt	06-10:00 Uhr	
Stressempfindlichkeit Herz-Kreislaufsystem	06-10:00 Uhr	
Stressempfindlichkeit des Magens	12-14:00 Uhr	
Allergieempfindlichkeit	21-22:00 Uhr	
Asthmaanfälle	00-02:00 Uhr	
Hautempfindlichkeit gegen Insektenstiche	21-22:00 Uhr	
Empfindlichkeit gegen Penicillin	21-22:00 Uhr	

Wirkstoff	Maximum	Minimum
Blutdrucksenker bei Hypertonikern	07-10:00 Uhr	
Insulin bei Diabetikern	05-06:00 Uhr	
Lokalanästhetika bei Zahnbehandlungen	15-16:00 Uhr	
Schlafmittel (Babiturate)	20-22:00 Uhr	06-08:00 Uhr
Amphetamin	04:00 Uhr	8:00 Uhr
Salizylate (Aspirin) bei Kopfschmerzen	07-08:00 Uhr	19-20:00 Uhr
Betablocker	10-14:00 Uhr	20-24:00 Uhr
Kalziumantagonisten	08-10:00 Uhr	15-16:00 Uhr
Alkohol (Äthyl-)	08-10:00 Uhr	20-22:00 Uhr
Cytostatika bei Carcinom	abends	morgens
Rheumamittel bei Schmerzen	abends	
Theophyllin bei nächtlichem Asthma	spätabends	
Cortison bei Entzündungen	morgens	

Tabelle 4: Tagesmaxima und Tagesminima der Wirkung von Pharmaka/Therapeutika (Mittelwerte) (Auswahl aus der einschlägigen Literatur)

21 Circadianer Rhythmus der Haut (Tagesempfindlichkeitszeitpunkte)

Verschiedene Untersuchungen zeigten, dass Hautreaktionen ausgeprägte Abhängigkeiten vom Tageszeitpunkt haben. Nachfolgend werden dazu einige Beispiele aufgeführt:

Physiotherapeutische Anwendungen für die Haut sollen am wirkungsvollsten zu folgenden Tageszeiten sein.

- Fußsohlenmassage Mitternacht
- Fango abends
- Sauna mit Gewichtsabnahme abends

Dagegen ist der Einfluss auf die Durchblutung der Haut bei

- Fußsohlenmassage mittags
- Fango morgens
- Sauna ohne Gewichtsabnahme morgens

unwesentlicher [Engel 1986].

Hautwirkstoffe: Hohe Effektivität von Wirkstoffen und ihr optimales Eindringen in die

Haut ist zu zwei Tageszeitpunkten günstig [Reinberg 1990]:

~ 05:00-07:00 Uhr	Umstellung Vago-Sympathikotonus
~ 17:00-19:00 Uhr	Umstellung Sympathiko-Vagotonus

Hautpflege, -schutz und -heilmittel sollten möglichst zu diesen Zeitpunkten verabreicht werden.

22 Circadianer Rhythmus der Gewichtsabnahme bei Reduktionskur

Professor Doktor Franz Halberg, einer der berühmten Chronobiologen, nahm folgende Untersuchungen vor. Bei einer Abnehmkur gab er einer Gruppe von Versuchspersonen die gesamte Reduktionskost von 2.000 kcal am Morgen (07:00-08:00 Uhr). Ergebnis: gute Gewichtsabnahme.

Die andere Versuchsgruppe erhielt ihre gesamte Reduktionskost von 2.000 kcal am Abend (19:00-20:00 Uhr). Ergebnis: Gewichtszunahme.

23 Circadianer Rhythmus der Potenz des Mannes

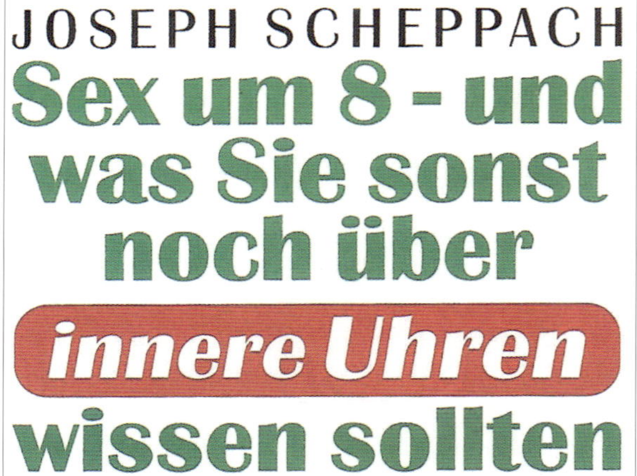

Joseph Scheppach schreibt dazu: „Warum sind Männer führmorgens so potent? Normalerweise beginnt die innere Tagesuhr die körpereigene Produktion von Testosteron am frühen Morgen anzuwerfen. Ausgerechnet zu einer Zeit, in der sich die meisten Menschen auf dem Weg ins Büro befinden, sind Männer physiologisch besonders potent. Warum die Natur das so eingerichtet hat, begründet sich mit unserer evolutionären Vergangenheit. Als wir noch Jäger und Sammler waren – also vor rund 10.000 Jahren –, da mussten wir frühmorgens besonders fit sein. Dafür sorgt das Cortison, das zwischen 6 und 9 Uhr morgens seine höchste Tageskonzentration im Blut erreicht.

Cortison gilt gemeinhin als „Stress-Hormon", das in den äußeren Schichten der Nebenniere gebildet wird. Doch sobald es in bestimmten Zentren des Gehirns an sogenannten Rezeptoren „andockt", verwandelt es sich in ein Geschlechtshormon.

Zu dieser Zeit begeben sich aber die meisten Männer zu ihrem Arbeitsplatz.

24 Circadianer Rhythmus des akuten Herzinfarkts

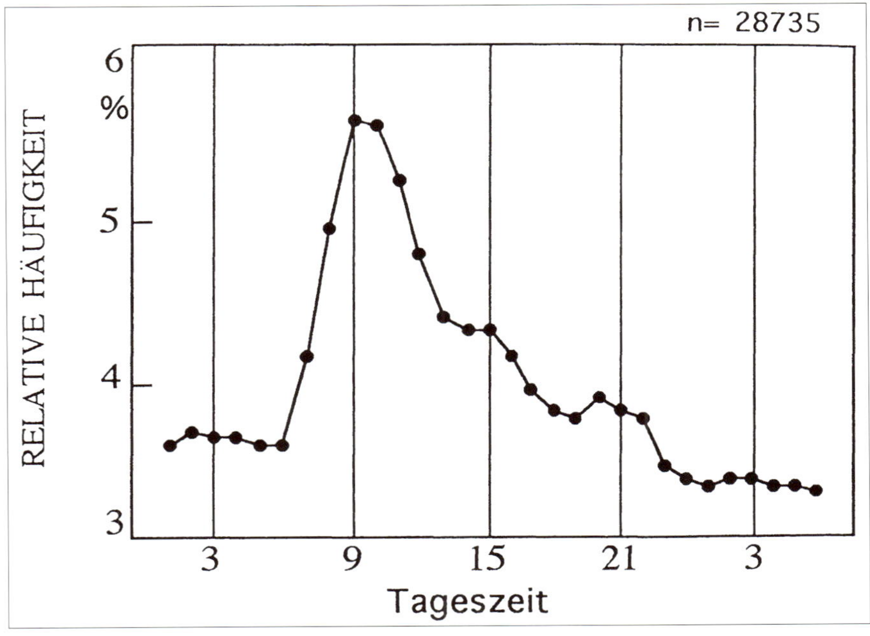

Abbildung 12: Tageszeitliche Verteilung akuter Herzinfarkte (n = 28.735). Es ist die relative Häufigkeit des Auftretens dargestellt. [nach Heckmann 1994]. Herzinfarkte treten am häufigsten gegen 09:00 Uhr (früher Vormittag) auf.

25 Circadiane Rhythmen des Todes

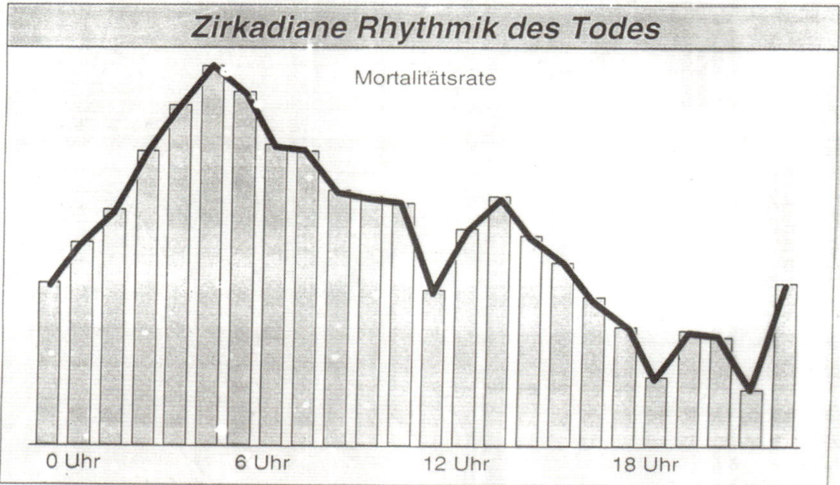

Abbildung 13: Die Todeszeitpunkte innerhalb eines Tages wurden von Mitler et al. [1988] für über 440.000 Todesfälle ermittelt: Der Mortalitäts- (Sterbezeitpunkt) Gipfel ist am frühen Morgen. Die meisten Todesfälle treten in den frühen Morgenstunden auf.

26 Circadianer Rhythmus der Zahnschmerzen

Der von mir wissenschaftlich betreute Zahnarzt Rainer Curdt hat in seiner Doktorarbeit dieses Thema ausführlich wissenschaftlich untersucht.

„Es ist das Verdienst von Pöllmann als Schüler der Marburger Hildebrandt'schen chronomedizinischen Schule, ‚etwas mehr Licht in die Dunkelheit des Unwissens' über die Chronobiologie des Zahnschmerzes gebracht zu haben." Dennoch gibt es noch offene Fragen.

„Aus diesem Grund wählten wir Tageszeitpunkte zur Untersuchung der Schmerzsensibilität am Zahn, die auch für einen praktisch tätigen Zahnarzt verifizierbar sind und von ihm akzeptiert werden können, ohne dass dies den täglichen Behandlungsablauf stören müsste.

Die Mittelwerde unserer Kaltreiznutzzeitergebnisse der Stichprobe von 75 Probanden zeigten, dass in der Zeit von 14:00-16:00 Uhr die Sensibilität der Zähne gegenüber Kältereizen am geringsten ist."

Diese Ergebnisse stimmen mit anderen überein. Pöllmann [1980] stellte darüber hinaus noch fest, dass auch die Anästhetika zu dieser Zeit den stärksten Effekt haben. Zahnarztbesuch folglich am Nachmittag.

27 Abhängigkeiten der Schmerzsensibilität der Zähne vom Chronotyp

„Bei der Einbeziehung der Typisierung von Patienten in der Diagnostik und Therapie geht man davon aus, dass es ‚keine Krankheiten an sich gibt, sondern nur kranke Menschen', dass ‚der Kranke zu heilen ist und nicht die Krankheit' und dass ‚so wie der Mensch mehr ist als die Summe seiner Organe auch der kranke Mensch mehr ist als die Summe seiner Symptome, aus denen gewöhnlich die Krankheit zusammengefügt wird' [Max Bürger 1885-1966]. Eine derartige kritische Einstellung zur Krankheit und zur Behandlung von Kranken gewinnt unter dem Aspekt der heutigen Ganzheits- und Alternativmedizin verstärkte Aktualität."

„Die Chronotypologie [Östberg 1976, Hildebrandt et al. 1977] erschließt jedoch in den letzten Jahren in zunehmendem Maße die verschiedensten Bereiche der Medizin, vor allem die Arbeitsmedizin mit überzeugenden Erfolgen.

Wir konnten feststellen, dass die tageszeitliche Abhängigkeiten der Schmerzempfindlichkeit, nachgewiesen anhand der Kaltreiznutzzeiten, bei den Morgentypen einen anderen Verlauf ausweisen als bei den Abendtypen, wobei die Indifferenztypen näherungsweise einen gleichen Verlauf haben wie die Morgentypen. Während die Morgen- und Indifferenztypen die geringste Schmerzschwellenempfindlichkeit in der Zeit von 14:00–16:00 Uhr ausweisen, liegt diese bei den Abendtypen zwischen 19:00–21:00 Uhr, wobei auch zwischen 14:00–16:00 Uhr bereits eine Abnahme der Schmerzsensibilität gegenüber der Zeit zwischen 09:00–11:00 Uhr besteht."

Die Morgentypen werden auch als Lerchen, die Abendtypen als Eulen bezeichnet.

28 Lerche oder Eule: Die Tageszeittypen Morgen- oder Abendtyp?

Im Volksmund heißt es: „Morgenstund hat Gold im Mund." Damit werden die Menschen, die früh mit Sonnenaufgang ihre Arbeit beginnen, höher bewertet als die Morgenmuffel (Abendtyp), die nicht gerne früh aufstehen, aber abends bis in die Nacht hinein effektiv arbeiten können.

Wissenschaftliche Untersuchungen haben gezeigt, dass es echte Morgentypen und echte Abendtypen gibt. Der Morgentyp steht frühzeitig (mit Sonnenaufgang) auf, hat seinen Leistungsgipfel vormittags bis zum frühen Nachmittag und er geht spätestens zwischen 21:00 und 22:00 Uhr schlafen.

Der Abendtyp hat Probleme mit dem frühen Aufstehen. Seine Aufstehzeit ist häufig zwischen 08:00–10:00 Uhr. Sein Leistungsgipfel beginnt am frühen Nachmittag und endet in den Nach-Mitternachtsstunden. Dann gibt es noch eine Menschengruppe, die weder Morgen- noch Abendtyp sind.

Mein Doktorand Andreas Jäntsch hat in Berlin 500 Personen im Alter von 20–60 Jahren mit Hilfe eines modifizierten Östberg-Fragebogens untersucht. Ergebnis:

Morgentyp	25,0 %
Indifferenttyp	43,7 %
Abendtyp	31,3 %

Überraschend war bei diesen Untersuchungen, dass mehr Abendtypen unter den Untersuchten waren als Morgentypen und die relativ große Anzahl der Indifferenttypen. Das ist sicherlich großstadtbedingt. Es wurde aber auch festgestellt, dass die Gruppe in hohem Alter mehr Morgentypen auswies als die der Jüngeren.

29 Die Bedeutung der Chronotypologie

Während sich die Morgentypen gut an die Frühschicht anpassen, haben die Eulen Probleme. Die in die Frühschicht oder normale Einschichtarbeit eingegliederten Abendtypen habe nicht selten mit Konflikten der Zeitstruktur zu tun, wie es Morgentypen analog in der Nachtschicht ergeht. Dies zu berücksichtigen, erhöht die Sicherheit und Leistungsfähigkeit.

Das hat mein Moskauer Freund Prof. Dr. Alexander Wejin, ein international anerkannter Schlafmediziner, in den 70er Jahren des vergangenen Jahrhunderts gezeigt. Da die Moskauer U-Bahn damals in zwei Schichten fuhr, von 06:00–24:00 Uhr, wurden in der Frühschicht nur Morgen- und Indifferenttypen und in der Abendschicht nur Abend- und Indifferenttypen eingesetzt. Infolgedessen sank die Unfallquote durch menschliches Versagen auf Null! Der Krankenstand des Personals lag zwischen 2–3 %.

Ich kann über folgende Erfahrung berichten: Ich selbst hatte einmal einen jungen Assistenten, der war ein starker Abendtyp. Da wir damals um 07:00 Uhr mit der Arbeit begannen, kam er stets zu spät. Danach saß er faktisch im Trance-Zustand untätig vor seinem Computer. Gegen 11:00 Uhr wurde er mobil und stark leistungsfähig. In einem Gespräch einigten wir uns, dass er erst um 11:00 Uhr seine Tätigkeit aufnimmt und seine Arbeitszeit um 4 Stunden verlängert. Das Ergebnis. Er war einer meiner besten Assistenten. Solche Faktoren sollten in der Personalpolitik beachtet werden.

Die Abendtypen sollen flexibler sein, wenn es um die Adaptation an das Jetlag-Syndrom geht. Manche amerikanischen Konzerne bevorzugen daher für Geschäftsreisende, die bei ihren Flügen größeren Ortzeitverschiebungen unterliegen, Abendtypen.

Das Typenproblem kann sich in Ehe- und Schlafkonflikten negativ auswirken, wenn einer der Partner starker Morgentyp (Lerche) und der andere starker Abendtyp (Eule) ist. Wie aus Berichten hervorgeht, tragen manche Gerichte in den USA bei Ehescheidungen dieser Tatsache Rechnung. Es wäre daher sinnvoll, vor der Eheschließung zu klären, welche „Typen" sich paaren, um Konflikte zu vermeiden.

Eine japanische Studie ergab, dass die Morgentypen eine höhere Lebenserwartung haben, als die Abendtypen. Erfahrungen von Schlaf- und Chronomedizinern zeigten, dass es aber sehr schwer ist, einen Abendtyp in einen Morgentyp umzuwandeln und einen Morgentyp zu einem Abendtyp zu machen.

30 Fragebogen zur Bestimmung der Tagestypen Lerche und Eule

1. Wann gehen Sie wochentags ins Bett?
   - a) vor 21:00 Uhr — 0 Punkte □
   - b) 21:00 bis 22:00 Uhr — 1 Punkt □
   - c) 22:00 bis 23:00 Uhr — 2 Punkte □
   - d) 23:00 bis 24:00 Uhr — 2 Punkte □
   - e) 24:00 bis 01:00 Uhr — 3 Punkt □
   - f) später — 4 Punkt □
2. Gehen Sie am Wochenende deutlich später zu Bett?
   - a) nein — 0 Punkte □
   - b) ja — 4 Punkte □
3. Wann stehen Sie wochentags auf?
   - a) vor 06:00 Uhr — 0 Punkte □
   - b) 06:00 bis 07:00 Uhr — 1 Punkt □
   - c) 07:00 bis 08:00 Uhr — 3 Punkte □
   - d) 08:00 bis 09:00 Uhr — 4 Punkte □
   - e) später — 4 Punkt □
4. Stehen Sie am Wochenende deutlich später auf?
   - a) nein — 0 Punkte □
   - b) ja — 4 Punkte □
5. Wie würden Sie sich einschätzen?
   - a) Morgentyp — 0 Punkte □
   - b) eher Morgentyp als Abendtyp — 1 Punkt □
   - c) weder noch — 2 Punkte □
   - d) eher Abendtyp als Morgentyp — 3 Punkte □
   - e) Abendtyp — 4 Punkt □

Wann sind Sie tagsüber fit?

a)	06:00 bis 09:00 Uhr	0 Punkte	□
b)	09:00 bis 12:00 Uhr	3 Punkt	□
c)	12:00 bis 15:00 Uhr	3 Punkte	□
d)	15:00 bis 18:00 Uhr	4 Punkte	□
e)	18:00 bis 21:00 Uhr	4 Punkt	□

Auswertung
Addieren Sie einfach Ihre Punkte, um herauszufinden, ob Sie ein Morgen- oder Abendtyp sind.

0–4 Punkte:
Als Morgentyp sind für Sie vor allem der Tagesbeginn und der frühe Vormittag die beste Zeit, um Ihre täglichen Aufgaben anzugehen. Dann sind Sie nämlich voller Schwung und guter Laune. Am frühen Abend allerdings sinken Sie bald in ein deutliches Leistungs- und Stimmungstief. Sie gehen lieber früh zu Bett und stehen früh auf. Ihr Typ wird auch Lerche genannt, da er wie die Lerche schon früh am Morgen „sein Lied singt".

5–13 Punkte:
Sie sind weder Morgen- noch Abendtyp, und die Tageszeit stellt für Sie kein Problem dar. Sie sind morgens und abends gleichermaßen fit und damit sehr flexibel, was ihre Tageseinteilung betrifft – ein Allrounder sozusagen.

14–25 Punkte:
Als Abendtyp haben Sie nicht nur Schwierigkeiten, morgens aufzustehen, sondern überhaupt am Vormittag in Gang zu kommen. Nachmittags geht es Ihnen schon besser, und am Abend leben Sie erst so richtig auf. Sie gehen gern spät ins Bett und sollten sich deshalb für einen Beruf entscheiden, in dem man etwas länger schlafen kann. Ihr Typ wird auch Eule genannt, da er vor allem abends und nachts aktiv ist. [modifiziert nach Östberg]

31 Chronohygiene

Mein langjähriger Freund, Prof. Dr. med. Gunther Hildebrandt, Direktor des Instituts für Arbeitsphysiologie und Rehabilitation der Philipps-Universität Marburg, ist Begründer der Chronohygiene, die er wie folgt beschreibt (Zitat):

„Die zivilisatorischen Lebensformen des Menschen gehen mit einer fortschreitenden Emanzipation aus den naturgegebenen Zeitordnungen einher. Künstliche Beleuchtung und Klimatisierung, sprunghafte Wechsel von Jahreszeit und Zeitzonen, Nachtarbeit, Weck- und Schlafmittel, hormonale

Ausschaltung des Menstruationrhythmus u. a. sind Kennzeichen dieser Entwicklung, welche – analog den äußeren ökologischen Problemen – die ernste Frage aufwirft, bis zu welchem Grade der Mensch auch seine inneren zeitbiologischen Grundlagen stören und deren natürlichen Zusammenhang mit den geophysikalischen und kosmischen Ordnungen aufheben kann.

Alle Gesundheitslehren, die innerhalb und außerhalb der Medizin entwickelt wurden, enthalten als wesentlichen Bestandteil die Forderung nach einer rhythmusgerechten Lebensweise, die den geordneten Wechsel von Tagesarbeit und Nachtschlaf, Anstrengung und Erholung, die Einhaltung des Wochenrhythmus, das bewusste Miterleben der Jahresrhythmik, rhythmische Nahrungsaufnahme u. a. umfassen.

Die negativen gesundheitlichen Auswirkungen bei Nacht- und Schichtarbeitern und bei Flugzeugbesatzungen, die in unterschiedlicher Weise ständigen Zeitverschiebungen unterliegen, unterstreichen die Notwendigkeit chronohygienischer Maßnahmen. Es bestehen allerdings erhebliche interindividuelle Unterschiede in der Reaktion auf Änderungen des Zeitgeberregimes und der Toleranz von Synchronisationsstörungen, was zu einem Ausleseprozess führt.

So erweisen sich Morgentypen mit früher circadianer Phasenlage als unfähig zur Phasenadaptation an Nachtarbeit, während Abendtypen mit später Phasenlage Nachtarbeit bevorzugen können. Naturgemäß sind extreme Abweichungen von einer mittleren, indifferenten circadianen Phasenlage zunehmend seltener.

Bei unumgänglicher Nachtarbeit wird eine Beschränkung auf eingestreute Nachtschichten empfohlen, denen Ruhepausen von mindestens 24–36 Stunden Dauer folgen sollen. Dadurch werden die sonst eintretenden circadianen Anpassungsreaktionen, die zu Phasenverschiebung, Amplitudenabflachung und Frequenzmultiplikation mit gleichzeitiger Gefahr einer internen Desynchronisation führen können, vermieden. In entsprechender Weise soll bei Zeitzonensprüngen von Flugzeugbesatzungen eine Anpassungsreaktion durch möglichst schnelle Rückkehr zum Ausgangsort umgangen werden. Andererseits wird die Umsynchonisation des Reisenden auf eine neue Ortszeit und die Überwindung der dabei auftretenden Befindensstörungen („Jetlag") nachweislich dadurch beschleunigt, dass dieser von Anfang an möglichst intensiv an der neuen Lebensweise teilnimmt." [Hildebrandt et al. 1998]

32 Rütger Wevers aufsehenerregende Untersuchungen zu den Wechselbeziehungen zwischen circadianer Rhythmik des Menschen und der 10 Hz-Frequenz des EMF der Erde im berühmten Bunker von Andechs bei München

Nach Wever war es notwendig zu klären, wie **nicht bewusst wahrgenommene physikalische Faktoren**, z. B. EMF, auf die circadiane Periodik von Körperfunktionen wirken können. Dazu gehören nach Wever [1968] „die in unserer Atmosphäre vorhandenen elektrischen und magnetischen Felder (kurz EMF genannt); und hier ist das magnetische Feld mit einer Frequenz von etwa 10 Hz von Schumann und König [1954] besonders interessant, da dieses Feld in seiner Intensität einen ausgeprägten Tagesgang hat und damit möglicherweise zur Synchronisierung auf eine Periode von 24 Stunden beitragen könnte.“

Dazu führte Wever zunächst folgende Untersuchungen durch. In dem Bunker in Andechs, über den das Max-Planck-Institut für Verhaltensphysiologie verfügte, wurde folgendes vergleichendes Experiment durchgeführt. Bei einer Gruppe von Personen, die in entsprechenden Räumen gegen elektromagnetische Felder abgeschirmt waren, und einer anderen in elektromagnetisch nicht abgeschirmten Räumen untergebrachten Gruppe wurden die Tagesperiodik der Aktivitäts-Ruhe-Phasen, der Körpertemperatur, der Kalium- und Kalziumausscheidung mit dem Urin, der Zeitschätzung, der Geschwindigkeit von Kopfrechenaufgaben und der allgemeinen Befindlichkeit erhoben. Nach einem Monat Untersuchungszeit zeigten die Personen in den abgeschirmten Räumen einen 25-h- bis 26-h-Rhythmus sowie die Desynchronisation der tagesrhythmischen Parameter. Auch die Abweichung der Parameter der einzelnen Personen hatte erhebliche Differenzen. Personen, die in nicht elektromagnetisch abgeschirmten Räumen einen Monat lebten, behielten ihren 24-h-Rhythmus bei. Wenn die Personen der abgeschirmten Gruppe wieder unter normalen Verhältnissen lebten, stellten sich die 24-h-Periodik und alle Synchronisationsvorgänge wieder ein. Dasselbe erreichte Wever auch, wenn er mit einem 10 Hz gepulsten Magnetfeld auf die Personen der abgeschirmten Gruppe Einfluss nahm.

33 Schwingende Lebensprozesse in Kommunikation mit den Frequenzen des Magnetfelds der Erde

Das „normale“ Magnetfeld der Erde verfügt über folgende Komponenten in Impulsationen (Frequenzen):

erstens über das stationäre Feld, welches Tagesschwankungen unterliegt und einem circadianen Rhythmus folgt;

zweitens die Mikropulsationen, bei denen es um Schwingungen geht, die im „extrem-low-frequency“-Bereich (1–30 Hz/ 8–12 Hz) liegen;

drittens die Pulsationen des sichtbaren Lichts, die im Milliarden-Hz-Bereich liegen [Becker 1994].

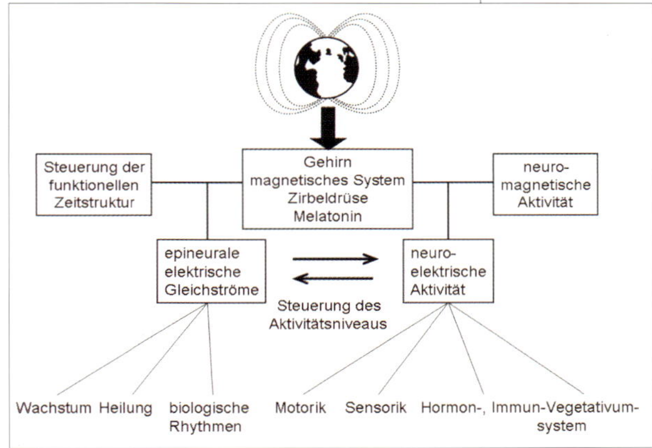

Abbildung 14: Beziehungen zwischen Magnetfeld der Erde zu den Funktionen des Zentralnervensystems und zum epineuralen Gleichstromsteuerungssystem [Becker 1994; Marino 1988] (modifiziert nach Becker 1994)

Das geomagnetische Feld und das Licht sind quasistationär ständig vorhanden und unterliegen entsprechenden Tagesschwankungen. Die „extrem-low-frequency“, also die Mikropulsationen, haben eine Frequenzbreite von ca. 1–30 Hz. Die größte Stärke dieser Pulsation liegt zwischen 7 und 12 Hz. Das ist aber der Frequenzbereich des Eigenrhythmus von Zellverbänden, besonders der Nervenzellen. (Die Schumann'sche Welle ist als Mittelwert mit 8,5-Hz- angegeben.)

34 Interaktion zwischen Hirnfunktion und schwachen elektromagnetischen Feldern – gesichertes Wissen

Adey und Bawin [1977] haben ebenfalls die Interaktion zwischen Hirnfunktionen und schwachen elektromagnetischen Feldern nachgewiesen. Umfangreiche Ergebnisse zur Wirkung von schwachen elektromagnetischen Feldern liegen auch von Presman [1970] vor. Er schrieb genauso wie Persinger et al. [1974] und Ludwig [2002] den Hirnfunktionen eine hohe Empfindlichkeit gegenüber den schwachen natürlichen und künstlichen EMF-Feldern zu, wie Wever [1968] dies bei den rhythmischen Prozessen, insbesondere den circadianen Rhythmen der Körperfunktionen feststellte.

35 Die innere Uhr des Menschen wird auch von Frequenzen des Magnetfelds der Geosphäre unseres Planeten reguliert

Den Untersuchungen von Rütger Wever [1976, 1974a und c], von Wever und Persinger [1974], von Persinger et al. [1974] sowie Presman [1970] ist ebenfalls zu entnehmen, dass zur Steuerung der „Inneren Uhr" (circadiane Periodik) des Menschen unbedingt die zirka 10-Hz-Pulsation des Magnetfelds bzw. der Atmosphäre erforderlich ist. Fehlt sie, wird das System der circadianen Rhythmik instabil und es tritt eine Desynchronose auf, wie wir sie vom Jetlag-Syndrom kennen.

Es muss davon ausgegangen werden, dass mit der Störung der elektrophysiologischen Aktivität des Gehirns durch Magnetstürme oder durch Radiowellen-Mikrowellen-EMF auch die biomagnetischen Regulationen des menschlichen Organismus gestört werden und durch deren Dysregulationen auch die molekularen und submolekularen Prozesse mit betroffen werden [siehe auch Warnke 1997; Halberg et al. 2000].

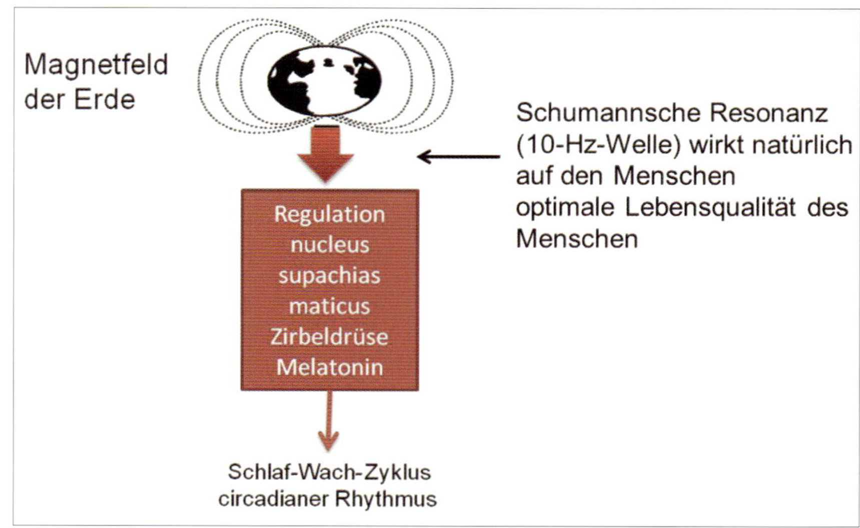

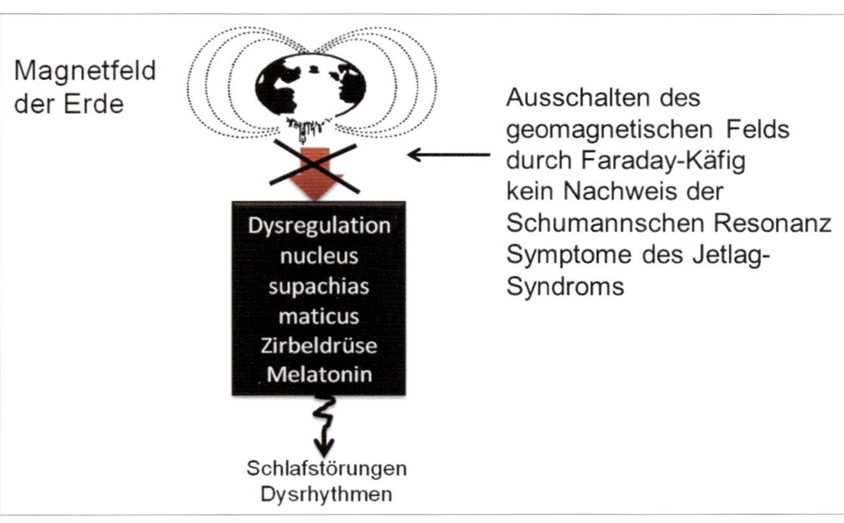
Magnetfeld
der Erde
Ausschalten des
geomagnetischen Felds
durch Faraday-Käfig
kein Nachweis der
Schumannschen Resonanz
Symptome des Jetlag-
Syndroms
Dysregulation
nucleus
supachias
maticus
Zirbeldrüse
Melatonin
Schlafstörungen
Dysrhythmen

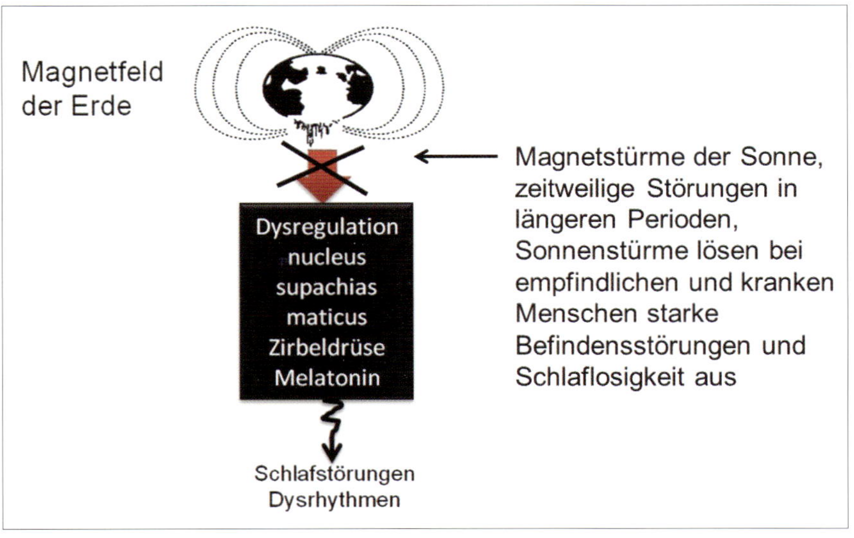
Magnetfeld
der Erde
Magnetstürme der Sonne,
zeitweilige Störungen in
längeren Perioden,
Sonnenstürme lösen bei
empfindlichen und kranken
Menschen starke
Befindensstörungen und
Schlaflosigkeit aus
Dysregulation
nucleus
supachias
maticus
Zirbeldrüse
Melatonin
Schlafstörungen
Dysrhythmen

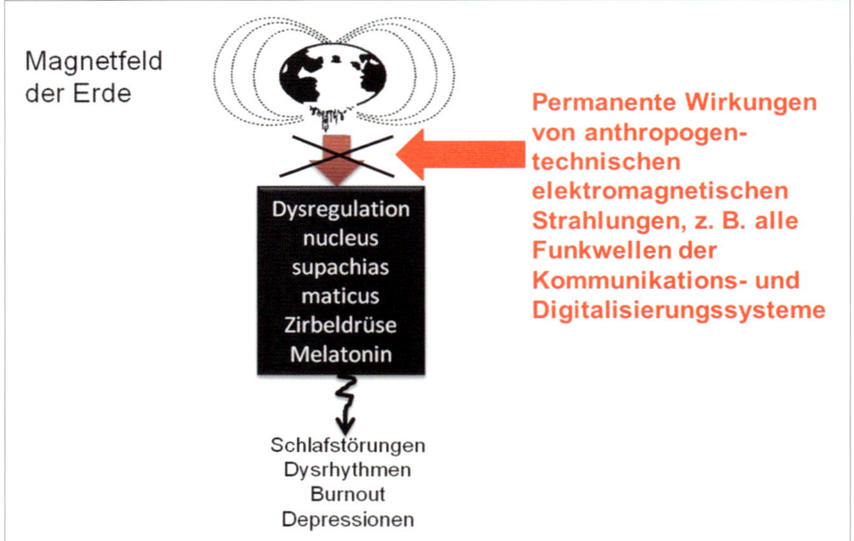

Die Schumann'sche Welle des Magnetfelds der Erde (Magnetosphäre) reguliert den Schlaf-Wach-Rhythmus über die innere Uhr.

Diese Funkwellen stören die innere Uhr des Menschen und verursachen Symptome wie die des Jetlag-Syndroms. Durch zunehmende Funkwellenstrahlungen wird die natürliche Beziehung des Menschen zum magnetischen Feld der Geomagnetosphäre und auch zu denen der Sonne gestört. Dadurch wird den Menschen ein lebenswichtiger Umweltfaktor entzogen. Die Jetlag-Symptomatik wird zu einer Epidemie!

Dauerwirkungen von Smartphones, WLAN, Radar, DECT und 5G sind die größten Feinde der inneren Uhr der Menschen und der Tiere.

36 Schwingende Lebensprozesse in Kommunikation mit den Frequenzen des Magnetfelds der Erde und der Sonne

Das „normale" geomagnetische Feld verfügt über folgende Komponenten in Impulsationen (Frequenzen):

Erstens über das quasi stationäre Feld, welches Tagesschwankungen unterliegt und einem circadianen Rhythmus folgt.

Zweitens die Mikropulsationen, bei denen es um Schwingungen geht, die im „extreme-low-frequency“-Bereich (1–30 Hz/ 8–12 Hz) liegen; als Schumannwellen bezeichnet.

Drittens die Pulsationen des sichtbaren Lichts, die im Milliarden-Hz-Bereich liegen.

Viertens die Infrarot- und ultravioletten Strahlen der Sonne.

Das geomagnetische Feld und das Licht sind quasistationär ständig vorhanden und unterliegen entsprechenden Tagesschwankungen. Die „extreme-low-frequency“, also die Mikropulsationen, haben eine Frequenzbreite von ca. 1–30 Hz. Die größte Stärke dieser Pulsation liegt zwischen 7 und 12 Hz. Das ist aber der Frequenzbereich des Eigenrhythmus von Zellverbänden, besonders der Nervenzellen. (Die Schumann‘sche Welle ist als Mittelwert mit 10-Hz- angegeben.)

Diese Mikropulsationen werden als Schumann‘sche Resonanz oder Schumann‘sche Wellen bezeichnet.

Diese lebenswichtigen Frequenzen werden Schumann-Resonanzen genannt, nach ihrem Entdecker Prof. Winfried Otto Schumann, Ordinarius für Elektrophysik an der Technischen Universität München (1952, 1954). Schumanns Erkenntnisse in den 50er und 70er Jahren des vergangenen Jahrhunderts wurden zur Voraussetzung für jedes erfolgreiche Raumfahrtprogramm.

37 Die Elektromagnetosphäre, die natürliche Umwelt unseres Planeten

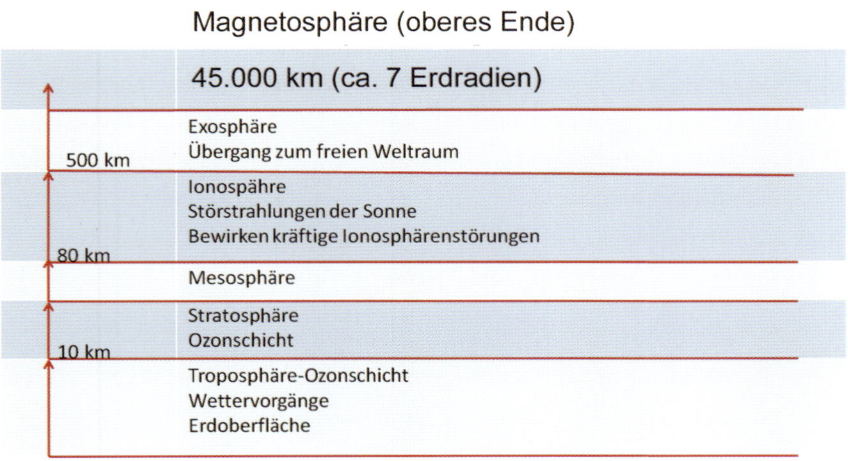

Magnetosphäre (oberes Ende)

	45.000 km (ca. 7 Erdradien)
500 km	Exosphäre Übergang zum freien Weltraum
80 km	Ionospähre Störstrahlungen der Sonne Bewirken kräftige Ionosphärenstörungen
	Mesosphäre
10 km	Stratosphäre Ozonschicht
	Troposphäre-Ozonschicht Wettervorgänge Erdoberfläche

Abbildung 15: Elektromagnetische Hülle der Erde

Der Mensch ist wie beschrieben ein elektromagnetisch gesteuertes Wesen, das in einer elektromagnetischen Hülle auf dem Planeten Erde lebt. Die Magnetosphäre der Erde (geomagnetisches Feld) in 45.000 km über der Erdoberfläche ist für den Menschen und alles Leben auf unserem Planeten lebenswichtig. Das geomagnetische Feld sendet natürlich Schumannwellen (Mittelwert 10 Hz – dominant 7–12 Hz in Form von Frequenzvariabilitäten). Diese Frequenzen entsprechen dem EEG-Alpharhythmus.

38 Eigenrhythmen des Menschen – Schwingungen im Geomagnetfeldtakt

Es liegen viele Studienergebnisse vor [Baker 1988; Marino 1988; Becker 1994], die belegen, dass die Frequenzen des Magnetfelds der Erde (Spitze 8–12 Hz; Breite 1–30 Hz) verinnerlicht sind und sich in Eigenrhythmen von Zellverbänden im menschlichen Körper äußern.

Unser Leben ist ohne magnetische Felder nicht denkbar. Das ist eine, man kann sagen, allgemeingültige Feststellung, die belegbar ist. Ein Forscherteam: Ullrich Randoll von der Universität Erlangen, Kurt S. Zänker von der Universität Witten Herdecke und Kurt Olbricht vom Institut für Interdisziplinäre Grundlagenforschung in Moskau wiesen Anfang der 90er Jahre nach, dass Zellen des Organismus miteinander rhythmisch kommunizieren und hierbei körpereigene elektromagnetische Felder lebenswichtige Funktionen ausüben. Das Forscherteam ging davon aus, dass komplexe Zellverbände, die komplizierte Organe, wie z. B. das Gehirn, bilden, einen ständigen Stoff- und Informationsaustausch betreiben müssen, um funktionsfähig zu bleiben. Mit einer speziellen Methodik wiesen sie nach, dass unter bestimmten physikalischen Bedingungen Zellen untereinander mittels Magnetfeldern richtungweisende Beziehungen aufnehmen. Die rhythmische Kommunikation zwischen den Zellen ist ein Kriterium für die Gesundheit des Zellgewebes. Wenn diese Kommunikationsschwingungen nicht vorhanden sind, ist dies ein Zeichen negativer funktioneller Veränderungen.

39 Schüttelfrost und die Zitteranfälle der Kanzlerin – Funktionen der Menschen zur Wiederherstellung der Eigenrhythmen

Im täglichen Leben erlebt fast jeder Mensch solche Rhythmen im Zusammenhang mit Zittern. Muskel-, Bindegewebs- und Nervenzellverbände weisen einen Eigenrhythmus von 8–12 Hz aus. Wenn dieser droht verloren zu gehen, werden Kompensationsmechanismen eingeschaltet, um die Eigenfrequenz aufrecht zu erhalten. Jeder kennt das „Zittern vor Kälte" oder den „Schüttelfrost". Mit diesen Reaktionen wird mit Erhaltung des Eigenrhythmus die Homöokinese der Körpertemperatur reguliert und im „Normbereich" aufrechterhalten. Ein Zittern im 8–12 Hz Frequenzbereich kann man auch bei wütenden Menschen (besonders bei Kindern) beobachten. Das ist eine „Antistressreaktion" unseres Organismus, mit deren Hilfe eine Übererregung oder Krämpfe verhindert werden. Auch Affektzustände gehen mit diesem Zittern einher. Wenn die Funktionen des Organismus durch diese Kompensationsmechanismen nicht reguliert werden können, kommt es zu Affekthandlungen infolge starker Übererregung.

Zittern in den Frequenzen 8–12 Hz kann auch Ausdruck übermäßiger muskulärer Leistung sein (z. B. beim Gewichtheben). Auch in diesem Fall sollen Verkrampfungen der Muskulatur, das heißt von Muskelverbänden, verhindert werden.

Die im Juli 2019 bei der deutschen Kanzlerin Angelika Merkel zunehmend aufgetretenen Zitteranfälle waren ebenfalls Eigenrhythmen. Sie sollen 16 Hz betragen haben. Das kann Ausdruck einer Stressreaktion oder emotionalen Rührung gewesen sein. Keine Krankheit, sondern eine Kompensationsfunktion.

40 Die Frequenzen des EEG

Alphawellen: 8–12 Hz
Ruhiger Wachzustand, Relaxation, relaxierte Konzentration und Aufmerksamkeit bei geschlossenen Augen.

Deltawellen: 0,1–4 Hz
Physiologisch: Tiefschlaf
Pathologisch: veränderte Hirnfunktion oder gestörte Hirnstruktur, z. B. bei Epilepsie

Thetawellen: 4–8 Hz
Physiologisch: Schläfrigkeit, Tages- und Nachtträume, Meditation
Pathologisch: Hirnfunktion gestört oder Veränderung der Hirnstrukturen (Verletzung, Erkrankung)

Betawellen: 13–30 Hz
Physiologisch: Traumschlaf, Tagesaktivität, totale Ausspannung
Pathologisch: Stress, Übererregung, Hektik, Wut

Gammawellen: über 30 Hz
Diese werden auch als Beta-2-Wellen bezeichnet.
Physiologisch: starke Konzentration und Aufmerksamkeit, bei Lernprozessen

41 Smartphone und WLAN – elektromagnetische Funkwellen – eine große Gefahr für das Gehirn des Menschen, besonders der Kinder

Die elektrischen Hirnstromaktivitäten werden auf der Grundlage von Frequenzen klassifiziert. Diese Frequenzen reflektieren, je nach Amplitude und Verlaufskonfigurati-

• Funktionsstörung im Gehirn
• Gehirntumor
Depressionen
Schlafstörungen
Burnout
Psychopathie
• Kontrolle + Manipulation der Sinne, Gefühle, Gedanken durch subtile Energiefelder

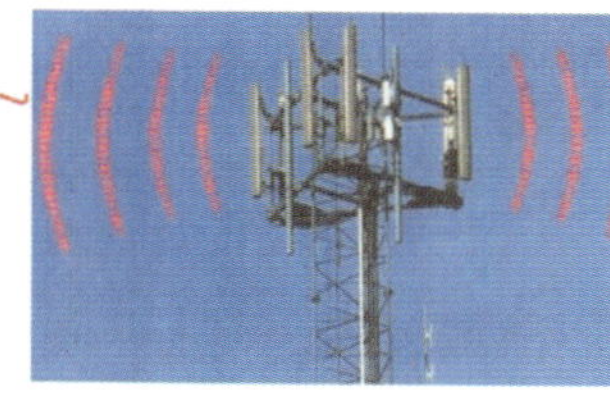

Abbildung 16: Technisch athermische schwache elektromagnetische Felder gelangen durch Einschwingen in bioelektrische Wellen in die Gehirnzellen [Delgado 1971]

on, normale oder pathologische (erkrankte) Funktionen.

Hirnforscherin Professor Dr. Gertraud Teuchert-Noodt von der Universität Bielefeld. Intensive Nutzung digitaler Medien: Störung der Wahrnehmung von Raum und Zeit: „Ebenso wie Hacker die Stromversorgung eines Krankenhauses lahmlegen können, können digitale Medien-User in ihrem eigenen Gehirn die Versorgungszentrale für die gesamte Informationsverarbeitung auf psychokognitiver Ebene außer Kraft setzen und eine mentale Erschöpfung herbeiführen. Vielleicht ist ein Hirn-Crash sogar noch schlimmer.“

42 Kinder 10-mal empfindlicher gegen alle Funkwellen

Kinder sind um das 10-fache gegen alle Funkwellen empfindlicher als Erwachsene. Bei täglicher Nutzung von Smartphone und WLAN entsteht Multimorbidität, d. h. Krankheiten mit vielen Symptomen:

- Herzrhythmusstörungen
- Beschwerden im Verdauungssystem
- Gendefekte, Unfruchtbarkeit
- Schlafstörungen
- Krebserkrankungen aller Art
- Burnout-Syndrom
- Leukämie
- Tremor
- Muskelverspannungen
- Stress – oxidativer Stress
- Immundefizite
- Kopfschmerzen
- Schlafstörungen
- nervale Erschöpfung
- Elektrohypersensibilität
- beschleunigtes Altern
- neurodermitische Störungen

43 Vom Affenexperiment zur Fernsteuerung von Gefühlen und Gedanken

José Manuel Rodriguez Delgado (Neurophysiologe) [1971]

Als Teilnehmer des Weltkongresses für Physiologie 1968 in Washington erlebte ich einen Film von Professor Dr. Delgato, in dem er zeigte, wie ein wütender Leitaffe, der auf dem Schädel eine Elektrode mit einem Empfänger aufgelegt bekam, durch Hebeldruck bei einem Affen der Herde einen Sender aktivierte und den wütenden Leitaffen in völlig

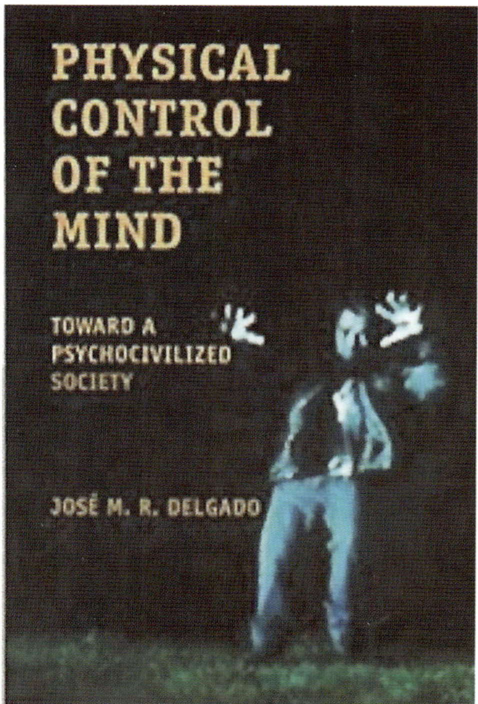

friedlich und zahm umwandelte. Delgado berichtete, dass sich die Funkwellen in die Hirnstromwellen des Gehirns eintakten und Reaktionswirkungen veranlassen können.

Delgado bewies, dass er durch die Veränderung der Frequenz, Pulsrate und Wellenform über die Entfernung das Handeln und den emotionellen Zustand seiner Versuchsobjekte vollkommen verändern konnte.

Das Ergebnis und weiteres beschrieb er in seinem Buch: Physikalische Kontrolle des Geistes, welches 1971 erschien.

Das sind wissenschaftlich fundierte Tatsachen und ist keine Esoterik oder Verschwörungstheorie!!!

44 In zahlreichen Ländern besteht für Kinder Handy- und WLAN-Verbot

WLAN-Verbot in Frankreich und Israel.

Russland: Dekret: Kinder bis 18 Jahre kein Handy.

Österreich: Ärztekammer: „Mobilfunk und WLAN aus den Schulen".

Taiwan: Eltern sind per Gesetz verpflichtet, dafür zu sorgen, dass sich ihre Kinder täglich mindestens zwei Stunden im Freien aufhalten.

Auch Telekom warnt vor WLAN. Bedienungsanleitungen warnen vor WLAN-Strahlung. In der Kurz-Bedienungsanleitung zum Telekom-Router Speedport Smart wird mit folgendem Text vor 2,5 GHz WLAN-Strahlungen für die menschliche Gesundheit gewarnt! „Die integrierten Antennen Ihres Speedport senden und empfangen Funksignale, beispielsweise für die Bereitstellung Ihres WLAN. Vermeiden Sie das Aufstellen Ihres Speedports in unmittelbarer Nähe zu Schlaf-, Kinder- und Aufenthaltsräumen, um die Belastung durch elektromagnetische Felder so gering wie möglich zu halten."

In der indonesischen Großstadt Bandung verschenken die Behörden 2.000 Küken an Schüler, um die Kinder von ihren Handys wegzubekommen. Wie die Nachrichtenagentur dpa unter Berufung auf die indonesische Zeitung „Kompas" berichtet, gab Bürgermeister Oded Danial am Freitag den Startschuss für die Kampagne mit dem Motto „Hühnerisierung". Die ersten Tiere saßen bei der Übergabe in kleinen Käfigen, an denen ein Schild mit der Bitte „Pass gut auf mich auf" hing.

Die Kinder der Tech-Eltern im Silicon Valley dürfen keine Smartphones benutzen. Spiegel-Gespräch: Der Internetkritiker Jaron Lanier spricht vor den US-Zwischenwahlen über die digitale Bedrohung für die amerikanische Demokratie. Der Spiegel Nr. 45/03.11.2018: „Lanier: All die Eltern, die bei Google und Facebook arbeiten, erlauben ihren Kindern nicht, die Produkte zu benutzen, die sie selbst entwickeln. Es ist grotesk. Die Kids im Silicon Valley kriegen alle keine Handys und dürfen sich vor keinen Bildschirm setzen. Da sind all diese Tech-Väter und Tech-Mütter, und sie sagen ihren Kindern: „Vorsicht, fass das nicht an, das hat meine Firma gebaut!"

WLAN-Verbote in Frankreich und Israel: Der französische Staat hat im September 2018 ein absolutes Handyverbot für Schüler und Schülerinnen bis 15 Jahren an allen Schulen erlassen. In Paris wurden alle drahtlosen WLAN-Netze in den Bibliotheken abgeschaltet, da die Mitarbeiter Müdigkeit, Schwindel, Kopfschmerzen,

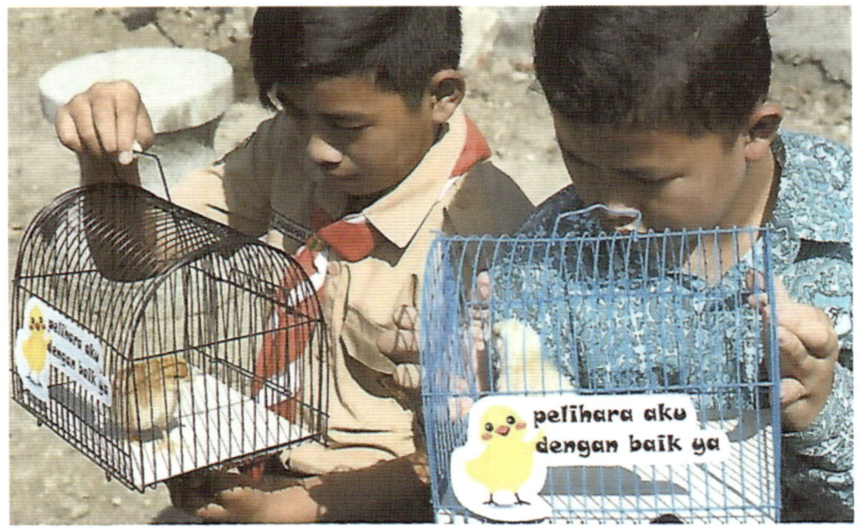

Abbildung 17: „Hühnerisierung" statt Handy-Funkwellenstrahlung für Kinder (dpa)

Ohrengeräusche und Übelkeit nach der Installation beklagten.

Der Bürgermeister von Haifa (Israel) verhängte ein WLAN-Verbot an allen Schulen, Kindergärten und öffentlichen Gebäuden.

45 Digitalisierungswahn macht krank

Das Sitzen vor Computern, das Schauen auf Smartphones hat noch andere gesundheitsschädigende Effekte:

1. Bewegungsmangel (so schädlich wie Rauchen)
2. Handysucht. Deutsches Ärzteblatt 49/2016, epidemisches Ausmaß
3. Blaulichtschirme der Handys und Computer schädigen die Augen
4. Entfernung von der Natur: neue Diagnose: Naturdefizit-Syndrom
5. Haltungsschäden: Wirbelsäulenbelastung
6. Das Gefühl, nie fertig zu sein und die Furcht, etwas zu verpassen
7. Schlafdefizit: Schlafdefizit bei Jugendlichen setzt Tau-Proteine frei, die Alzheimer auslösen können
8. Störung des circadianen Rhythmus!

46 Empfehlungen

1. Erwachsene täglich eine Stunde Handynutzung. Stattdessen Festnetztelefon verwenden. Kinder bis 16 Jahren kein Handy, keine Computerspiele.
2. Körperliche Bewegung täglich im Freien, Erleben der Sonne. Erwachsene mindestens zwei Stunden, Kinder drei bis fünf Stunden (je nach Jahreszeit).
3. Verbindung zur Natur herstellen. Waldspaziergänge. Tierliebe entwickeln.
4. Rückenschulung, Relaxation üben, mental gesteuertes Atmen pflegen.
5. Regelmäßiger Schlaf-Wach-Rhythmus. Feste Zubettgeh- und Aufstehzeiten.
6. Mineralienzufuhr
7. Keine Medikamente. Kinder kein Ritalin
8. Für Kinder Glycin [Hecht, Glycinbuch]

47 Die vier Bewusstseinszustände des Menschen während eines Verlaufs des circadianen (circa 24 Stunden) Rhythmus

Der Hell-Dunkel-Wechsel, bedingt durch die Erdumdrehung wird gewöhnlich mit Wachsein und Schlaf verbunden. Das ist nur die halbe Wahrheit.

Der Mensch durchläuft real innerhalb von 24 Stunden zirka alle zwei Stunden wechselnd vier Bewusstseinszustände. Diese können sogar durch die Wellen des Hirnstrombildes exakt definiert werden

1. **Aktiviertes Wachsein**
   Betawellen 13–30 (50) Hz
2. **Deaktiviertes Wachsein = Alltagstrance**
   Alphawellen 8–12 Hz + Thetawellen 4–8 Hz
3. **Tiefschlaf**
   Deltawellen 0, 1–4 Hz
4. **Traumschlaf (REM-Schlaf)**
   Thetawellen 4–8 Hz + Alphawellen 8–12 Hz

Diese vier Bewusstseinsstadien wechseln in ungefähr zweistündigen Intervallen. **Deaktiviertes Wachsein und Träumen (REM-Schlaf) haben transzendierende Eigenschaften. Sie bieten Ansätze zu spirituellen Bewusstseinszuständen und Heilwirkungen** (siehe nachfolgende Abbildung)

Abbildung 18: Halbschematische Darstellung des Zirka-2-Stunden-Rhythmus mit den vier Bewusstseinszuständen während eines 24-Stunden-Tagesablaufs. Die schwarzen Balken stellen den REM-Schlaf dar. Die REM-Schlafzyklen sind Merkmale eines erholsamen Schlafs. [Archiv Hecht]

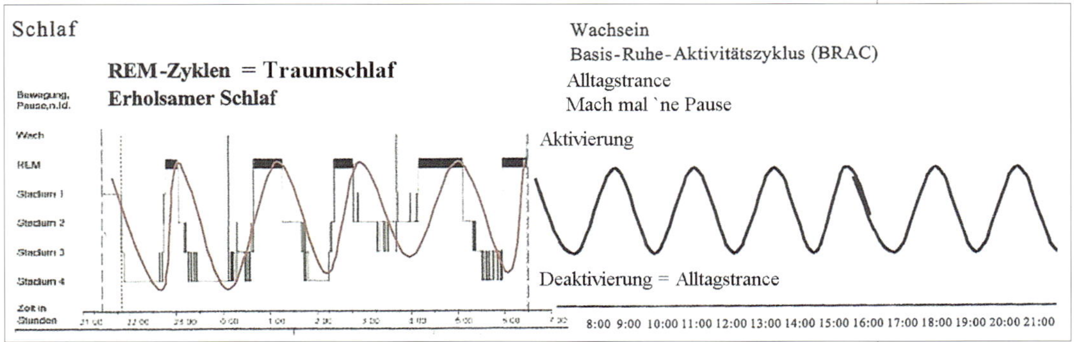

48 Schlaf

Beginnen wir mit den REM-Zyklen des Schlafs, weil diese als erste 1951 von Aserinski und Kleitman entdeckt worden sind. Aus den Hirnstromwellen wird das Schlafprofil nach einer internationalen Festlegung erstellt.

Das Charakteristische an einem normalen Schlafprofil eines gesunden Menschen ist der rhythmische Verlauf. Es werden zwei Formen des Schlafs unterschieden.

Der REM-Schlaf (REM = rapid eye movement = schnelle Augenbewegungen) ist gekennzeichnet durch die schnellen Augenbewegungen. Dieser Schlafteil soll vorwiegend der psychischen Erholung dienen. Bisher hat man die Auffassung vertreten, dass diese Phase auch der Traumschlaf sei. (In Abbildung 16 die schwarzen Balken stellen den Ablauf des REM-Schlafs dar.)

Der NONREM-Schlaf (dies ist der Teil des Schlafs während dessen keine schnellen Augenbewegungen auftreten) wird in folgende Phasen unterteilt.

NONREM-Stadium 1: Übergang vom Wachzustand zum Schlaf, ein Trancezustand

NONREM-Stadium 2: oberflächlicher (leichter) Schlaf; von dessen Beginn wird der Schlaf gemessen

NONREM-Stadium 3: früher (wie Abbildung unten zeigt) hat man noch Stadium 3 und 4 unterschieden. Seit 2009 Jahren sind sie als Stadium 3 = Tiefschlaf zusammengefasst worden. Der Tiefschlaf soll vorwiegend die physische (körperliche) Erholung bewirken.

Im NONREM-Stadium T1 treten Hypnagogen auf. Hypnagogen wurden in der Mitte des vergangenen Jahrhunderts (1984) von dem französischen Physiologen Alfred Maury beschrieben. Dieser Begriff bedeutet so viel wie: zum Schlaf hinführend. Die traum-

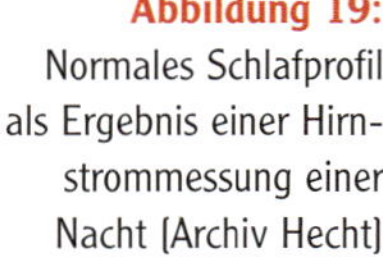

Abbildung 19: Normales Schlafprofil als Ergebnis einer Hirnstrommessung einer Nacht [Archiv Hecht]

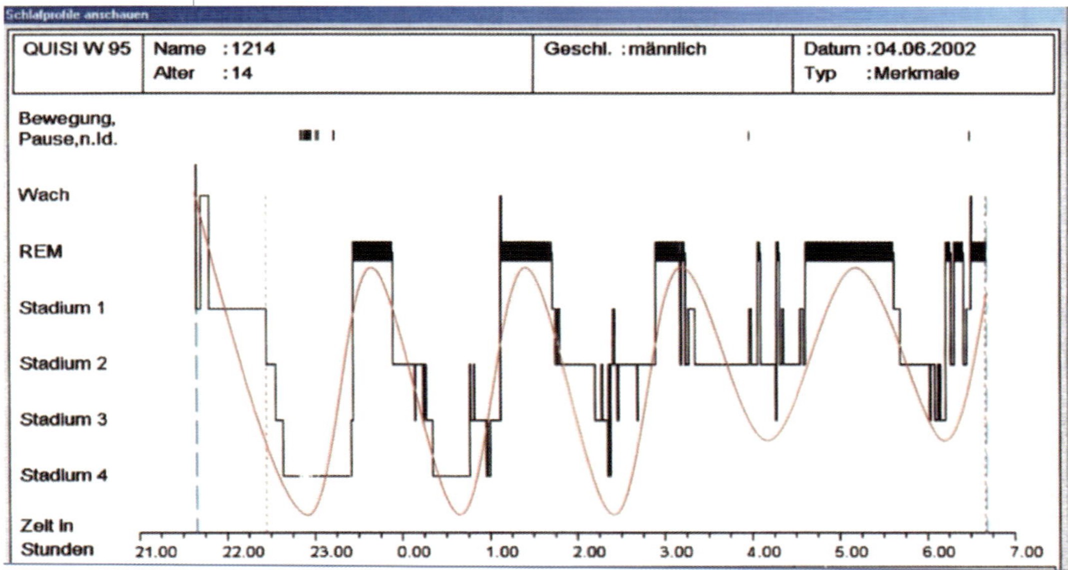

artigen Erscheinungen findet man auch beim Aufwachen. Sie haben die Bezeichnung hypnopompe Erlebnisse, also vom Schlaf wegführende Erscheinungen. Zur Hypnagoge gehören drei Symptome, die aber nicht unbedingt alle drei gleichzeitig auftreten müssen

1. Myoklonie (zusammenzucken mit einem schreckhaften Erlebnis)
2. Fallträume: Das Erlebnis, in die Tiefe zu fallen
3. Mikroträume oder hypnagogische Träume

49 Schlafträume

Träume sind subjektiv bewusst erlebte, unbewusst und unwillkürlich vermittelte Sinneseindrücke, die während des Schlafs mit emotionellen Reaktionen unterschiedlicher Intensität auftreten können. Sie setzen sich faktisch aus allen Sinnesqualitäten zusammen. Das Traumerlebnis ist als eine Widerspiegelung der Probleme eines Menschen zu verstehen, an die er sich häufig gar nicht oder nur fragmentarisch erinnern kann. Die Grundlage hierfür sind zu Gedächtnisinhalten verarbeitete Informationen, d. h. konkrete Erfahrungen, die das Individuum im Laufe seines Lebens gesammelt und bewusst oder unbewusst gespeichert hat. Daher müssen wir Träume als eine Realität unseres Lebens sehen, die, wie das Schlaferleben, Erlebnisse außerhalb des Wachzustands sind und die andererseits nur „bewusst erlebt“ werden, wenn ein bestimmter Wachzustand vorliegt, d. h. wenn wir uns daran erinnern können.

Man muss davon ausgehen, dass die Traumvorstellungen in der Großhirnrinde zustande kommen, wo alle unsere Eindrücke und Empfindungen, Vorstellungen und Wünsche entstehen. Wie wir wissen, haben die paradoxen Phasen ein desynchronisiertes EEG – ein Zeichen aktiver Rindentätigkeit. Tatsächlich sind die Traumvorstellungen hier besonders eindrucksvoll und lebendig.

Ein Traum kann erlebnisreich und voll tiefer Eindrücke sein. Er kann aber auch aus verschwimmenden, blassen Bildern ohne Zusammenhang bestehen. Er kann uns selbst als handelnde Person in den Mittelpunkt stellen oder aber als bloßen Zuschauer am Rande der Ereignisse postieren. Erlebnisreiche Träume erzeugen Angst- oder Wonnegefühle, sie lassen das Herz schneller schlagen oder den Atem stocken. Man erwacht schweißgebadet und voller Furcht oder man dreht sich auf die andere Seite mit dem Wunsch: „Das könnest du eigentlich gleich noch einmal träumen.“

Traumerlebnisse können außerordentlich stark beeindrucken. Denn der Mensch äußert sich im Traum völlig frei, ohne jede Rücksicht auf sozial-ethische Beschränkungen. Das hat bei vielen Menschen nach einem Traum mit blutrünstigem, sexuellem oder aggressivem Inhalt oft großes Entsetzen ausgelöst. In nicht wenigen Fällen müssen die Betroffenen sich nach dem Erwachen erst vergegenwärtigen, ob das soeben Geträumte wirklich geschehen ist oder nur ein Traumerlebnis war.

Sigmund Freud soll den Traum als Königsweg zum Unbewussten bezeichnet haben.

49.1 Luzide Träume – bewusste Kontrolle des Träumens

Seit über 50 Jahren beschäftigt sich die Forschung intensiv mit luziden Träumen (Klarträumen, Halbträumen).

Während unser „ich" in den gewöhnlichen Träumen keine Kontrolle über die Trauminhalte verfügt, können wir beim luziden Träumen bewusst den Inhalt des Träumens lenken und bestimmen. Klarträume sind erlernbar. Es gibt sogar Ausbildungskurse dafür. Aber es gibt viele offene Fragen, und nicht alle Menschen können das luzide Träumen erleben.

Ulrich Warnke schreibt in seinem Buch: Die Öffnung des 3. Auges. Quantenphilosophie unseres Jenseits-Moduls [1997]

„Luzide Träume, Hypnoseeffekte sowie Entspannungs- und Achtsamkeitsmeditation beruhen alle auf den gleichen physiologischen Effekten: Der präfrontale Cortex als Vermittler des Bewusstseins wird durch eine Suggestion so weit aktiviert, wie es die Tiefenentspannung erlaubt. Normalerweise ist er bei Tiefenentspannung abgeschaltet. Die Suggestion lautet: „Jetzt wirst du den Autopiloten ausschalten und bewusst empfinden: ‚Es geschieht, was geschehen soll.' Das kann ein wohliges Kribbeln sein oder auch ein wichtiger Informationszufluss, ein neues Wissen. Das ‚Es ist geschehen' kennzeichnet das immerwährende Feedback, das jeden Augenblick des Lebens begleitet. Feedback ist identisch mit Realitätsschaltung."

Aus meiner Sicht sind Träume, und noch mehr luzide Träume, eine Basis für die Transzendenz, d. h. für das Überschreiten der Grenzen der Erfahrungen und der Realität in einen neuen Bewusstseinszustand, wie er z. B. der Spiritualität eigen ist. Transzendenz gehört aber zur Natur des Menschen. Naturwissenschaftler und technisch orientierte Wissenschaftler bezweifeln diese Eigenschaften. Sie begehen damit einen großen Irrtum.

49.2 Wahrträume als Problemlösungen

Ein weiteres Gebiet geistiger Aktivitäten im Schlaf sind geistige Leistungen, die im Traum angeregt oder gar produziert werden. Hierzu gehören z. B. wissenschaftliche Entdeckungen, Dichtungen, Musikstücke, Gemälde.

Dabei handelt es sich offenbar um Problemlösungen, die im Wachsein „angedacht" und im Traum „zu Ende gedacht" werden. Überlieferungen von Problemlösungen im Traum gehen auf Avicenna (Ibn Sina) einem berühmten Arzt und Universalwissenschaftler zurück, der im heutigen Samararkand (Buchera, Usbekistan) gelebt hat. Im Alter von 16–18 Jahren beschäftigte er sich mit Logik und Philosophie. Er konnte mit diesem Problem aber nicht fertig werden. Deshalb ging er in die Moschee und bat Allah um Hilfe. Er träumte dann von diesen Fragen und viele sind ihm im „Schlaf klargeworden". Er schrieb „Auf diese Weise wurden in mir sämtliche Wissenschaften gefestigt und ich beherrschte sie, so gut es Menschen vermögen.

Wissenschaftliche Entdeckungen in sogenannten Wahrträumen, die teilweise dokumentiert sind, wozu folgende Beispiele angeführt werden sollen.

Verbürgt sind solche „Wahrträume" wie die des berühmten Chemikers Kekulé (1829–1890), der die Ringstruktur des Benzols aufgeklärt hat. Kekulé wusste, dass das Benzol-Molekül sechs Kohlenstoffatome enthält, doch war schwer vorstellbar, wie diese Atome miteinander gekoppelt sind; denn eine ringförmige Struktur des Moleküls war damals noch nicht aktuell. Nun ging dieses Problem – wie es bei vielen Forschern der Fall ist – dem Chemiker nicht mehr aus dem Sinn. Nicht nur bewusst, sondern auch im Unterbewusstsein kreisten seine Gedanken darum. Daraus entsteht dann manchmal eine „blitzartige" Erkenntnis. Wir wissen nicht, in welcher Schlafphase das bei Kekulé der Fall war, doch soll der Forscher plötzlich die sechs Kohlenstoffatome erblickt haben, wie sie, an den Händen gefasst, einen Reigen tanzten. Die Idee einer Ringstruktur war an die Oberfläche seines Bewusstseins getreten.

Etwas Ähnliches wird von dem berühmten russischen Gelehrten Mendelejew (1834–1907) berichtet, der in seinem Arbeitszimmer eingeschlafen war. Gegen Morgen hatte er einen Traum, bei dem er die Lösung für das Problem des periodischen Systems der chemischen Elemente erblickte. Damit war die noch heute gültige Tabellenform dieses Systems geboren.

Nicht viel anders erging es Otto Loewi (1873–1961), als er in der Nacht des Ostersonnabends 1920 einen Traum hatte, nach dessen Erfüllung dem Forscher sogar der Nobelpreis verliehen wurde. Loewi befasste sich mit der Hemmwirkung des Vagus-Nerven auf das Herz. Auch hier kam dem

Wissenschaftler die Erkenntnis „urplötzlich". Er träumte, man müsste das Herzblut eines Frosches, bei dem der Vagus durch elektrische Reizung künstlich erregt worden war, auf das isolierte Herz eines anderen (nichtgereizten) Frosches einwirken lassen. Loewi hatte das Glück, nach dieser Idee sofort zu erwachen. Er hatte nun nichts Eiligeres zu tun, als in sein Labor zu stürzen und Frösche zu präparieren. Und er hatte Erfolg. Im Herzblut der gereizten Frösche befand sich tatsächlich eine Hemmsubstanz, die die Herztätigkeit eines anderen Frosches verlangsamte und die Kontraktionskraft verminderte. Wie man heute weiß, ist dieser Stoff das essigsaure Cholin (Azetylcholin), das von den Nervenenden des Vagus an den Herzmuskel und die umspülende Flüssigkeit abgegeben wird.

Auch andere berühmte Gelehrte, wie Helmholtz und Bechterew, aber auch die großen Tonschöpfer Beethoven und Schumann sowie Puschkin hatten „visionäre" Träume, die ihr spezielles Interessengebiet betrafen.

49.3 Albträume

Der Albtraum unterscheidet sich von den gewöhnlichen Träumen durch stark negativ-emotionales Erleben. Sie gehen einher mit Furcht, Angst, Scham, Ekel, Wut. Die negativen Gefühle sind öfter so intensiv, dass der Betroffene schweißgebadet, mit Zittern oder Starre erwacht. Die Erinnerungen an Einzelheiten des Traums sind sehr stark ausgeprägt.

Psychologen versuchen mit verschiedenen Therapien zu helfen, die aber häufig nicht greifen. Der deutsche Traumspezialist Dr. Michael Schedt ist der Auffassung, dass eine Angsttherapie die Albträume noch verstärken kann. Über die Ursache der Albträume wird gestritten und es gibt viele Hypothesen.

49.4 Traumschlaf (REM-Schlaf) reinigt die Seele

Eines ist aber sicher. Während des Traumschlafs wird das Gedächtnis neu konditioniert. Die Tagesinformationen werden mit Verknüpfungen von Neuronen im Gehirn aus dem Kurzzeit- in das Langzeitgedächtnis überführt. Dabei wird „psychischer Müll" abgesondert, wobei Stresshormone zur Aktivierung dieser Prozesse beteiligt sind. Bekannt ist die Redewendung für denjenigen, der sich aufgeregt hat, sich im

Konflikt befindet oder eine wichtige Entscheidung treffen muss: „Schlaf erst eine Nacht darüber". In der Tat, am nächsten Tag sieht der Betreffende seine Situation meistens klarer und entscheidet richtiger. Es gibt auch die Empfehlung, dass sich der Betreffende vor Entscheidungen vor dem Schlafen einige Varianten der möglichen Lösung erarbeiten sollte. Im REM-Schlaf, häufig mit Träumen verbunden, wird die richtige Entscheidung getroffen. Diese in der Praxis schon öfters bewährte Empfehlung steht in enger Verbindung mit einer Erklärung des finnischen Neurowissenschaftlers Antti Revonsuo. Er vertritt die Auffassung, dass uns Albträume auf gefährliche Situationen für die Zukunft vorbereiten und quasi ein mentales Training für künftige mögliche Gefahrensituationen sind. Das sei ein Resultat der Evolution. Da ein Drittel der Albträumer eine direkte Bedrohung erlebt hat, könnte damit die Erklärung des finnischen Neurowissenschaftlers untermauert werden. Die stark negativ-emotionalen Erlebnisse während des Albtraums könnten an der Aktivierung von Stresshormonen die Ursache haben, die das geistige Abwehrsystem stimulieren.

50 Der Basis-Ruhe-Aktivitätszyklus

Ein sehr wichtiger, aber weniger bekannter Rhythmus des Menschen ist der Basis-Ruhe-Aktivitäts-Zyklus, kurz BRAC genannt. Er wird auch als Rhythmus „mach mal 'ne Pause" bezeichnet.

Der BRAC ist ein Zirka-Zwei-Stundenrhythmus, der im Mittel ca. 80–100 Minuten Aktivierung (Aktivität) und ca. 10–30 Minuten Deaktivierung (Trance, Träumen, Müdigkeit) zum Inhalt hat. Der BRAC verfügt über eine flexible Zeitstruktur und ist nicht absolut an dieses angeführte Zeitschema gebunden. Grundlage des BRAC soll der Zyklus der Zellteilung sein. Während der Aktivierungsphase sollen die Funktionen der linken Hirnhemisphäre, während der Deaktivierung die der rechten Hemisphäre dominant sein. Eine noch durch weitere Untersuchungen zu untermauernde Auffassung zur Deaktivierungsphase des BRAC besteht darin, dass in diesem Zeitabschnitt des Alltagstrances über Transmitter, Neuropeptide, Botenstoffe ein Informationsaustausch zwischen körperlichen und seelischen Prozessen erfolgen soll. **Erickson [1980] bezeichnete diesen Rhythmus als „natürliche Ebbe- und Flutbewegung des Bewusstseins".** Die Deaktivierungsphase charakterisierte er als Alltagstrance, die schon 1850 von Charot (Professor für Neurologie und Psychiatrie) erkannt wurde. Die beiden Phasen des BRAC lassen sich wie folgt charakterisieren:

Die Alltagstrance ist ein scheinbar spontan realer, aber gesetzmäßig rhythmisch auftretender Bewusstseinszustand, der zwischen Wachsein und Schlaf liegt, ähnlich wie jener Bewusstseinszustand, der durch Meditation hervorgerufen werden kann. Die Alltagstrance wurde 1850 von dem französischen Neurologen Jean Martin Charcot erstmals beschrieben. Sein Schüler Pierre Janet stellte bereits das periodische Auftreten „der geistigen Energie" fest und nannte diese Fluktuationen „abaissement du niveau mental" (Absinken der geistigen Energie). Janet ging davon aus, dass man über den Tag verteilte Pausen genauso benötigt, wie man im Laufe des Monats Ruhetage einlegt und einen Jahresurlaub verbringt. Auch Sigmund Freud kannte diese Absencen und der Schweizer Psychiater Carl Gustav Jung beschrieb, dass die Intensitäts- oder Aktivitätskurve einen wellenförmigen Charakter mit Wellenlängen von Stunden, Tagen und Wochen hat. Der Zweck der periodisch auftretenden Alltagstrances soll also eine psychophysiologische Erholung und Regeneration der verbrauchten Energie sein.

Wie werden die Aktivierungs- und Deaktivierungsphasen erlebt?

Aktivierungsphase: Gute Stimmung, Leistungsfähigkeit, Kraft und Stärkegefühl, Entscheidungsfreudigkeit, Kreativität, Energiegeladensein, Selbstbewusstsein, Kommunikationsfreudigkeit, Mut, Risikofreudigkeit, hohe Konzentration und Aufmerksamkeit, hohe Gedächtnisleistungen.

Deaktivierungsphase: Diese Phase wird durch die Alltragtrance geprägt, die sich in vielfältiger Weise äußert: Müdigkeit, Zwangsgähnen, Zunahme von Fehlleistungen, Tagesträume, depressive Stimmung,

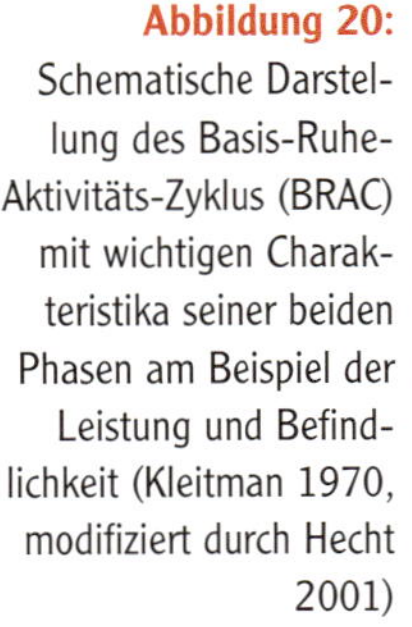

Abbildung 20: Schematische Darstellung des Basis-Ruhe-Aktivitäts-Zyklus (BRAC) mit wichtigen Charakteristika seiner beiden Phasen am Beispiel der Leistung und Befindlichkeit (Kleitman 1970, modifiziert durch Hecht 2001)

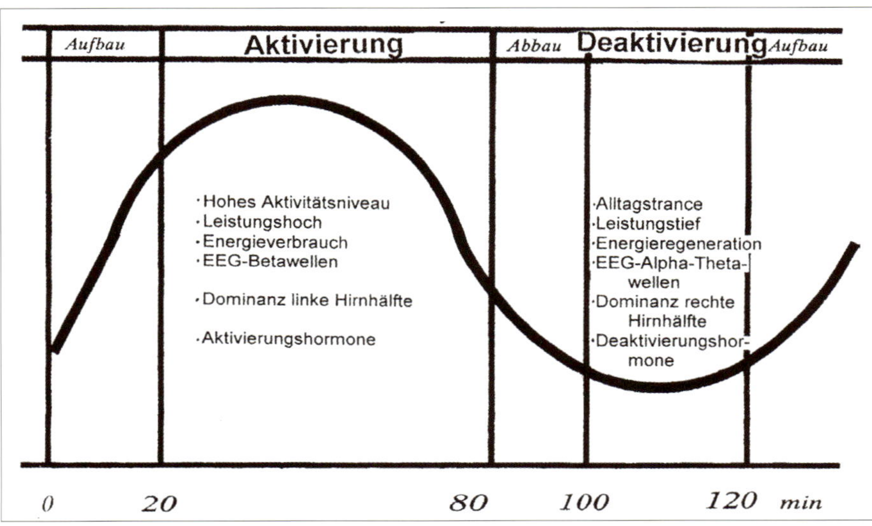

Lustlosigkeit, geistige Abwesenheit (Abschalten), Schlappheit, Nervosität, Feigheit, abwesender, leerer Blick, entspannter, ruhiger oder leerer Gesichtsausdruck, Schwerfälligkeit, Bedürfnis sich zu recken, aufzustehen oder sich zu bewegen, plötzlicher Hunger, Magenknurren, abwesendes Spielen mit den Fingern oder mit Gegenständen, abwesendes Kritzeln (z. B. bei Vorträgen), veränderte Stimmlage, Einschränkung der Gehörfunktion, Schlafbedürfnis.

Häufig ist Tagesträumen damit verbunden, dass Betroffene glauben, einen schlechten Nachtschlaf gehabt zu haben oder müde und erschöpft zu sein. Häufig wird mit Stimulanzen dagegen gewirkt, anstatt den Alltagstrance dieser BRAC-Phase auszuagieren. Das „Dagegenwirken" oder das „Nichtbeachten" dieser Deaktivierungsphase kann zu ultradianem Stress führen.

50.1 Ultradianer Stress

Die Nichtbeachtung der Natürlichkeit und überhaupt Störungen der gesamten funktionellen Zeitstruktur können psychische Störungen, somatoforme Syndromsymptome und psychosomatische Krankheitsbilder nach sich ziehen. Die Störungen dieses BRAC werden als ultradianer Stress bezeichnet. Unter anderem wurden folgende Symptome beobachtet: Kopfschmerzen, Rückenschmerzen, Bluthochdruck, Magengeschwüre, Essstörungen, Depressionen, Angstzustände, innere Unruhe, Schlaflosigkeit, Immunschwäche (erhöhte Anfälligkeit gegenüber Infektionserregern), chronische Müdigkeit u. a.

50.2 Ultradiane Heilrhythmen

Rossi [1993] hat auf der Grundlage dieser chronobiologischen Gesetzmäßigkeit eine psychotherapeutische Methode entwickelt und langjährig erprobt. Diese hat das Ziel, das Wiederfinden der verlorenen Deaktivierungsphase der Alltagstrance und die Wiederherstellung des natürlichen Basis-Ruhe-Aktivitäts-Zyklus (BRAC) zu erreichen. Des Weiteren kann das Erkennen des BRAC und seine Beachtung im täglichen Leben eine vorzügliche Disstressprävention sein.

50.3 Ultradianer Stress und ultradianes Heilverfahren (nach Rossi)

Das Ausagieren der Alltagstrance der Deaktivierungsphase des Basis-Ruhe-Aktivitäts-Zyklus (BRAC) wird von vielen Menschen nicht beherrscht und häufig in Unkenntnis der Natur dieser Erscheinung verhindert. Infolge dessen entsteht ein Stress durch Störung der Zeitstruktur, wie ihn Hufeland schon 1860 für den Tagesrhythmus erkannte und wie er heute auch bekannt ist. Das ultradiane Heilverfahren beruht darauf, dass die verloren gegangene Rhythmik der Alltagstrancephase des BRAC durch bewusstes Erleben mit Hilfe verschiedenster psychotherapeutischer Techniken (Hypnose, NLP, Selbstsuggestion, Entspannung, Meditation, Atemübungen) wiedergefunden und in die tägliche Lebensweise integriert werden soll. Das ultradiane Heilverfahren soll den Menschen wieder in seine natürliche rhythmische Lebensweise eingliedern.

Rossi unterteilt das ultradiane Heilverfahren in vier Stadien

Erstes Stadium: Erkennungszeichen aufspüren. Warnungen des ultradianen „Stresssymptoms Mach-mal-Pause-Signal" sollen erkannt werden. Hierbei sind die Botschaften der Körper-Seele-Einheit zu erlernen und das Vertrauen dazu ist zu wecken. Vor allem ist die negative Einstellung gegen Ruhepausen zu überwinden und unsere Erneuerung, Revitalisierung, Restauration und Regeneration anzustreben. Bestehende negative Selbstbewertung sollte in einen positiven natürlichen Prozess überführt werden. Es geht also darum, die Signale der Deaktivierungsphase des BRAC zu erkennen und sie dann rhythmisch ins Lebensprogramm einzubauen.

Zweites Stadium: Zugang zu einer tiefen rhythmischen Atmung. Der Atemrhythmus soll Harmonie bringen, in dem er andere Körperrhythmen, mit denen er koordiniert ist, in Synchronisation versetzt. Der ganze Körper soll im Atemrhythmus mitschwingen. Das dabei erlebte Wohlbefinden fördert die Herstellung der Körper-Seele-Einheit.

Drittes Stadium: Seele-Körper Heilung. Führen des Dialogs zwischen Körper und Seele. Alltagstrance wiederfinden und ausagieren. Positive Ereignisse visualisieren. Negatives Denken überwinden, depressive Stimmung aufhellen. Aktivieren und deaktivieren. In Abhängigkeit des individuellen psychobiologischen Status werden verschiedenste psychotherapeutische Techniken eingesetzt, um die Alltagstrance aufzubauen und in die tägliche Lebensweise zu integrieren.

Viertes Stadium: Bewusstwerden der inneren Erneuerung und das neue Lebensgefühl durch wiederholte Übungen konditionieren. Wichtig ist hierbei, die herbeigeführte schöpferische Neuordnung in der Körper-Seele-Beziehung in den Selbstbezug und in die sozialen Beziehungen zu integrieren. Fördernd ist, dass auch andere Rhythmen, wie der Schlaf-Wach-Zyklus oder/und der Wochenrhythmus mit in die Neuordnung der rhythmischen Körper-Seele Beziehung eingebaut werden.

Das Beachten des mach-mal-ne-Pause-Signals des BRAC gehört zur Natur des Menschen. Die Nichtbeachtung dessen ist häufig eine Mitursache des Burnout-Syndroms und chronischer Krankheiten.

51 Erfolgreiche Anwendung der ultradianen Heilverfahren als chrono-psychophysiologische Therapie

Eine meiner Schülerinnen, Dr. Friederike Janofske, hat eine Doktordissertation zum BRAC mit dem Titel „Entwicklung und Evaluation eines chrono-psychotherapeutischen Gesundheitstrainings für PatientInnen mit somatoformen Störungen mittels chronopsychobiologischer Regulationsdiagnostik (CRD)" unter meiner Betreuung als Doktorvater verfasst und an der Medizinischen Fakultät (Charité) der Humboldt-Universität zu Berlin 2002 mit der Note „Summa cum laude" promoviert.

Danach hat sie diese Methode weiterentwickelt und in ihrer Praxis sehr erfolgreich angewendet, z. B. bei gefolterten Menschen, bei Leistungssportlern und auch bei der

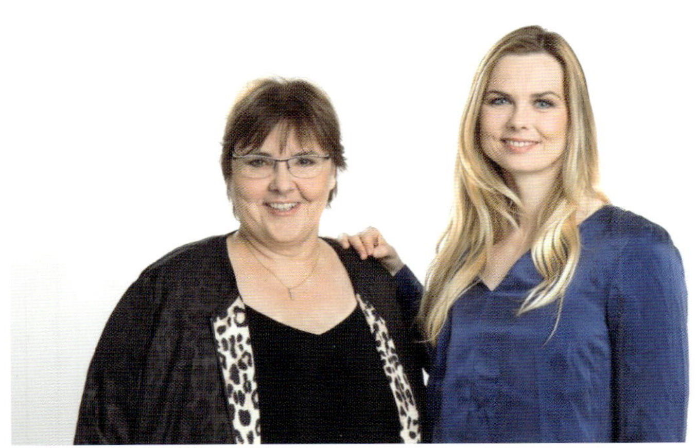

Abbildung 21: Dr. Friederike Janofske und Britta Steffen – ein harmonisches, in Resonanz befindliches Duo [Foto: Janofske]

weltbekannten Schwimmerin Britta Steffen, die sie chrono-psycho physiologisch betreut hat.

Nachfolgend die Ergebnisse von Britta Steffen mit der Anwendung der chrono-psychophysiologischen Therapie.

Bei Olympische Spielen, Weltmeisterschaften und Europameisterschaften gewann Britta Steffen im Laufe ihrer Karriere 10 Gold-, 9 Silber- und 8 Bronzemedaillen. Sie erzielte auch in Staffelwettbewerben mehrere Weltrekorde und hielt viele Jahre den Langbahn-Weltrekord über 50 Meter Freistil. 2012 beendete sie ihre Karriere.

52 Aktivierungs-Deaktivierungsbeziehungen zwischen Mutter und Kind im Verlauf einer 24-Stundentagesmessung der elektrodermalen Aktivität

Soziale Beziehungen zwischen Personen, z. B. Mutter und Kind, werden gewöhnlich durch Befragungen untersucht. Der subjektive Faktor kann natürlicherweise die Ergebnisse maskieren.

Elektrophysiologische Messmethoden können realere Ergebnisse bringen. Gut eignet sich hierfür die elektrodermale Aktivität (EDA), auch als Hautwiderstand bezeichnet.

Nachfolgend möchten wir am Beispiel zweier Verläufe vorstellen, wie dieses vollzogen werden kann. Dabei wurde der 2-Stunden-Verlauf als Modell vorgegeben. Folglich sind die nach oben tendierenden Daten als Aktivierung, die nach unten als Deaktivierung (Alltagstrance) zu beurteilen.

Wenn die Kurven von Mutter und Kind eng zueinander verlaufen, ist das als Harmonie zwischen beiden zu interpretieren.

2. Beispiel: Mutter 37 Jahre, Sohn 12 Jahre. Bei einem Museumsbesuch von beiden am Vormittag verlaufen beide Kurven parallel, wobei der Sohn als Ausdruck seiner Konzentration mehr zur Deaktivierung neigt. Gemeinsame Tätigkeiten und Spiele mit einer Katze am Nachmittag versetzen beide in einen harmonischen Deaktivierungsvorgang.

Wegen Hörens von „schräger Musik" schimpfte der Vater mit dem Sohn. Der Sohn „schaltete ab", die Mutter gerät in einen anhaltenden Stress (sehr hohe Aktivierung), wodurch auch ihr Schlaf beeinträchtigt wird.

Diese Untersuchung wurde im Institut für Stressforschung 1998 gemeinsam mit Ulrich Balzer durchgeführt.

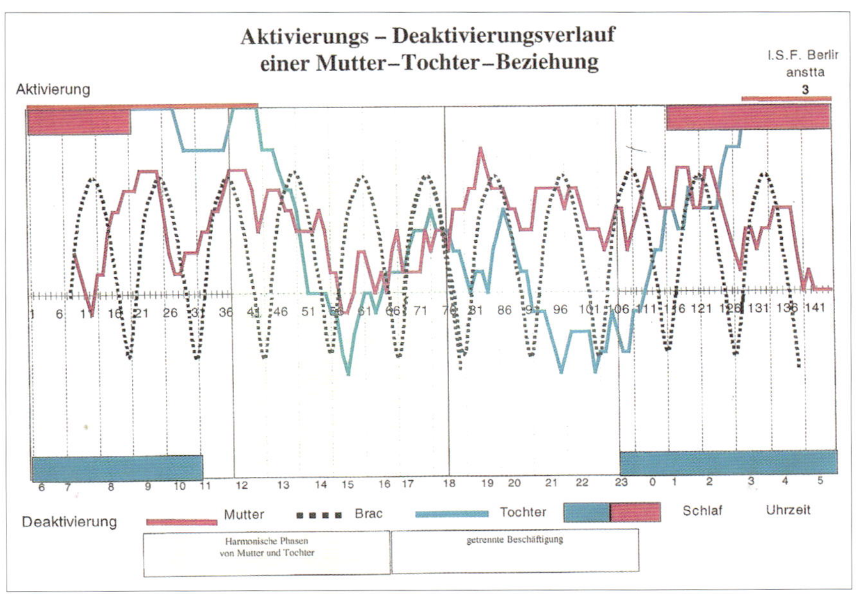
Aktivierungs – Deaktivierungsverlauf
einer Mutter–Tochter–Beziehung
I.S.F. Berlir
anstta
3
Aktivierung
Deaktivierung
Mutter
Brac
Tochter
Schlaf
Uhrzeit
Harmonische Phasen von Mutter und Tochter
getrennte Beschäftigung

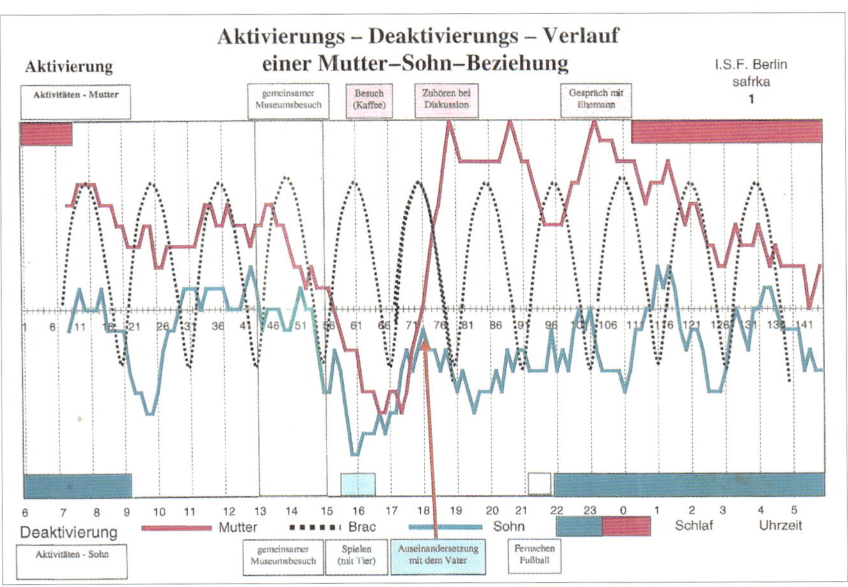
Aktivierungs – Deaktivierungs – Verlauf
einer Mutter–Sohn–Beziehung
I.S.F. Berlin
safrka
1
Aktivierung
Aktivitäten - Mutter
gemeinsamer Museumsbesuch
Besuch (Kaffee)
Zuhören bei Diskussion
Gespräch mit Ehemann
Deaktivierung
Mutter
Brac
Sohn
Schlaf
Uhrzeit
Aktivitäten - Sohn
gemeinsamer Museumsbesuch
Spielen (mit Tier)
Auseinandersetzung mit dem Vater
Fernsehen Fußball

53 Der circadiane Rhythmus und der Schlaf

Die Entwicklung der Chronobiologie – also die Lehre von den Funktionen unserer „inneren Uhr" – in den 30er Jahren des letzlen Jahrhunderts sowie die Entdeckung des REM-Schlafs durch die beiden amerikanischen Schlafforscher Aserinski und Kleitmann im Jahr 1953 führten inzwischen zu der Erkenntnis, dass die physiologische Grundstruktur des Wach-Schlaf-Traum-Zyklus an die Hierarchie von Biorhythmen verschiedener Periodenlängen gebunden ist. In den letzten zwei Jahrzehnten sind dazu viele wissenschaftliche Ergebnisse erbracht worden, so dass man heute sagen kann, dass Schlaf und Schlafstörungen im Grunde ohne eine chronobiologische Denkweise nicht zu verstehen sind. Für die medizinische Praxis heißt das, bei Diagnostik und Therapie von Schlafstörungen müssen die biorhythmischen Funktionen mit in Betracht gezogen werden.

Die Schlafzeit der Natur ist für alle Lebenden, vor allem auch für den Menschen, die Dunkelzeit des circadianen Rhythmus. Somit ist die Schlafzeit ein fester Bestandteil des circadianen Rhythmus.

Erkenntnisse der Schlafmedizin und Chronobiologie (Chronomedizin) besage, dass zur Natur der Menschen ein regelmäßiger Schlaf-Wach-Rhythmus gehört. Faustregel: Regelmäßiger Schlaf-Wach-Rhythmus und wenig Tagesstress sorgen für einen erholsamen Schlaf.

54 Wer einen regelmäßigen Schlaf-Wach-Rhythmus gewährleistet, schläft gut

Bei Schlafstörungen verordnet jeder Schlafmediziner als Erstes und Wichtigstes regelmäßige Zubettgeh- und Aufstehzeiten. Um die Regelmäßigkeit im Rahmen des Tagesrhythmus für den Schlaf zu überprüfen, untersuchten wir 8-bis 14-jährige Jugendliche (4 Mädchen und 4 Jungen). Diese hatten die Aufgabe, täglich über einen Zeitraum von 28 Tagen immer exakt zur gleichen Zeit schlafen zu gehen und etwa zur gleichen Zeit aufzustehen.

In den 28 Tagen haben wir jeden Tag den Schlaf bei jedem Jugendlichen mit dem elektrophysiologischen Schlafanalysator untersucht.

Wir verfügten von jeder dieser acht Untersuchten 28 gemessene Schlafprotokolle. Während zwei Mädchen und drei Jungen unsere Vorgaben konsequent einhielten,

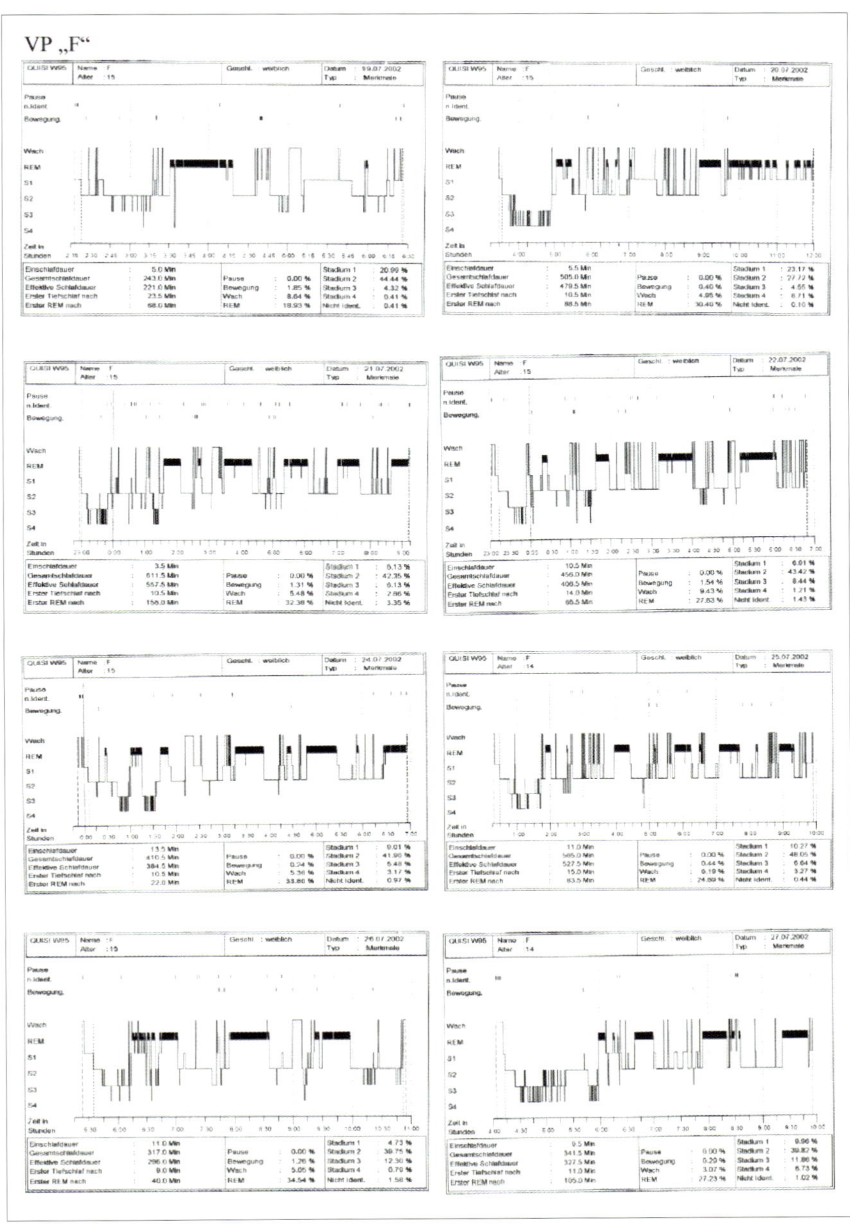

Abbildung 22: Regelmäßiger und unregelmäßiger Schlaf-Wach-Rhythmus

Abbildung 22:
(weiter)

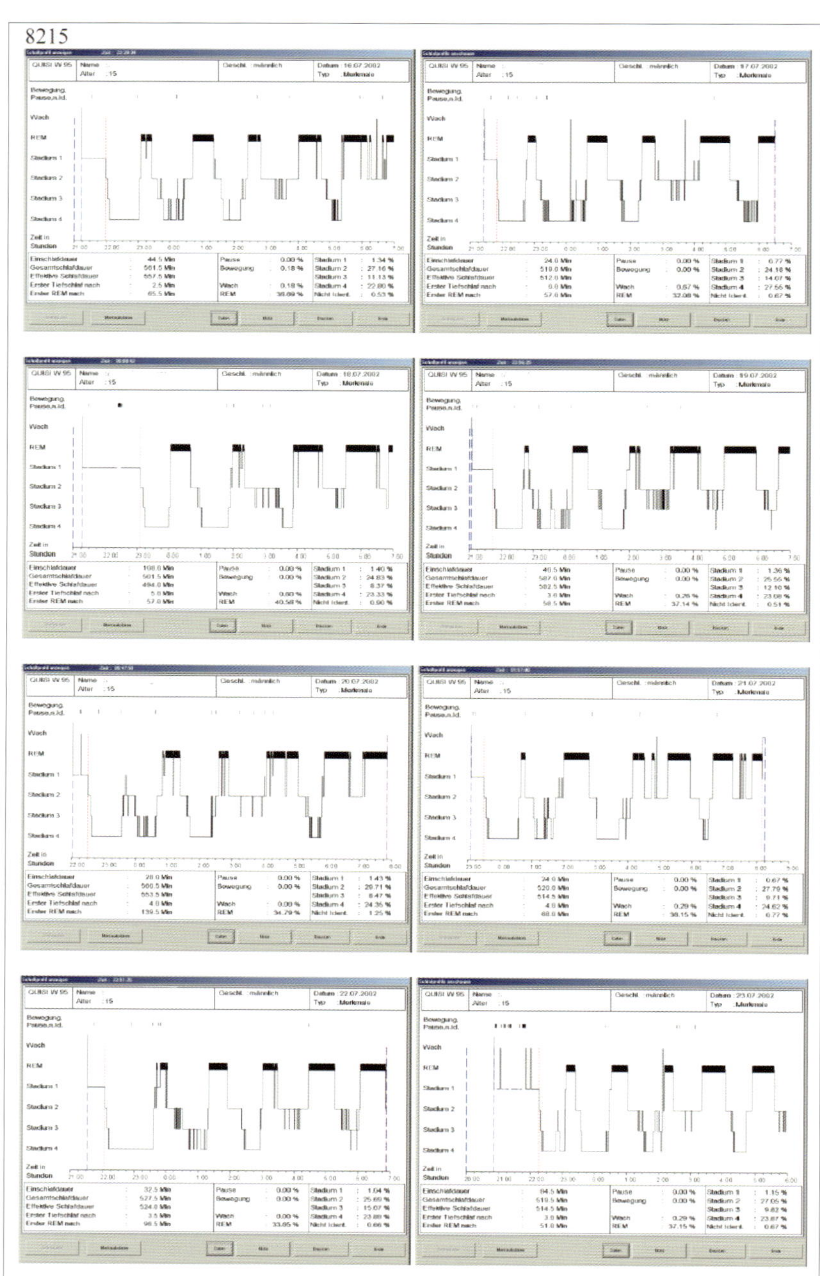

lebten zwei Mädchen und ein Junge einen völlig irregelmäßigen Lebensstil, der sich durch unterschiedliche Aufsteh- und Zubettgehzeiten und durch unterschiedliche Dauer des Schlafs äußerte. Die Schlafprofile der fünf regelmäßigen Lebensstile entsprachen der Norm und präsentierten einen erholsamen Schlaf. Diese Jugendlichen fühlten sich am Tage frisch, körperlich und geistig leistungsfähig und waren stets froher Stimmung.

Die drei Jugendlichen mit unregelmäßigem täglichem Lebensstil wiesen Schlafprotokolle der elektrischen Aktivität des Gehirns aus, die typischer Weise für Schlafstörungen und nichterholsamen Schlaf registriert werden. Am Tage waren diese chronisch müde, hatten Konzentrationsstörungen und Gedächtnisprobleme.

Im Folgenden werden jeweils acht Schlafprofile je eines Jugendlichen mit regelmäßigem und mit einem unregelmäßigen Lebensstil angeführt.

Auf dem linken Bild sind Schlafprofile von acht aufeinander folgenden Nächten eines Jugendlichen, der stets regelmäßig zu Bett ging und regelmäßig aufstand, registriert. Seine Schlafprofile zeigen eine gute zyklische Struktur.

Diagnose: Erholsamer Schlaf. Gute Leistungsfähigkeit am Tag in der Schule. Keine Tagesmüdigkeit.

Die rechte Abbildung zeigt eine andere Seite des Schlafverhaltens. Die Versuchsperson ging sehr unregelmäßig zu Bett. Zubettgehzeiten waren 02:00, 04:15, 23:00, 21:00, 00:15, 00:00 und 04:30. Sie können aus den Bildern entnehmen, dass die Schlafprofile erhebliche Unregelmäßigkeiten und Störungen aufweisen.

Diagnose: Kein erholsamer Schlaf. Tagesmüdigkeit, Konzentrations- und Gedächtnisschwächen, verminderte geistige Leistung in der Schule.

55 Jede Schlafunterbrechung ist eine Störung der gesamten circadianen Regulation

Maschke et al. [2004] wiesen in der Lares-Studie an Erwachsenen nach, dass bereits zwei Wochen lang durch Stadtlärm gestörter (unterbrochener) Schlaf das Risiko an folgenden Krankheiten zu erkranken erheblich steigert: Allergien, Asthma, Depressionen, Diabetes mellitus, Magengeschwür, Herzattacken, Bluthochdruck, bösartige Tumoren, Migräne, Hauterkrankungen, Schlaganfälle. Diese Studie wurde an über 8.000 Personen in acht europäischen Ländern unter ärztlicher Kontrolle durchgeführt.

Für Schlafstörungen, die durch ein unregelmäßiges Leben verursacht werden, können die gleichen krankhaften Folgen angenommen werden. Gestörter Schlaf ist auch immer gestörter circadianer Rhythmus.

56 Der Tagesrhythmus der Körpertemperatur und der Schlaf

Von großer Bedeutung für den Schlaf ist der circadiane Rhythmus der Körpertemperatur. Die Körpertemperatur steigt im Laufe des Tages an und erreicht gewöhnlich am Spätnachmittag den höchsten Wert. Danach fällt sie wieder und erreicht in der zweiten Nachthälfte die niedrigsten Werte. Die Körpertemperatur sinkt nachts auch, wenn nicht geschlafen wird. Manchmal kann sie nicht so tiefe Werte erreichen, wie sie im Schlaf vorkommen. Andererseits steigt die Temperatur auch dann am Tage an, wenn zu dieser Zeit geschlafen wird. Die Qualität des Schlafs ist dann vermindert. Niedrige Körpertemperaturwerte gewährleisten eine hohe Schlafqualität. Hohe Werte der Körpertemperatur haben eine hohe geistige und körperliche Leistungsfähigkeit zur Folge.

Niedrige Körpertemperatur schränkt die Leistung ein. Deshalb ist der Nachtschichtarbeiter trotz großer Anstrengungen nicht in der Lage, kontinuierlich hohe Leistungen zu erbringen, wie sie in der Tagesschicht erreicht werden. Diese Gesetzmäßigkeit ist darauf zurückzuführen, dass der Rhythmus der Körpertemperatur nahezu synchron an den Rhythmus des Stoffwechsels gekoppelt ist.

Da die Körpertemperatur einen sehr stabilen circadianen Rhythmus verkörpert, ist derjenige, der Schlafprobleme hat, gut beraten, wenn er sich regelmäßig zum gleichen Zeitpunkt schlafen legt.

Dem Schlafmediziner ist bekannt, dass Menschen, die regelmäßig zum gleichen Zeitpunkt zu Bett gehen (z. B. 22:00 Uhr), sich gut erholen. Dagegen klagen diejeni-

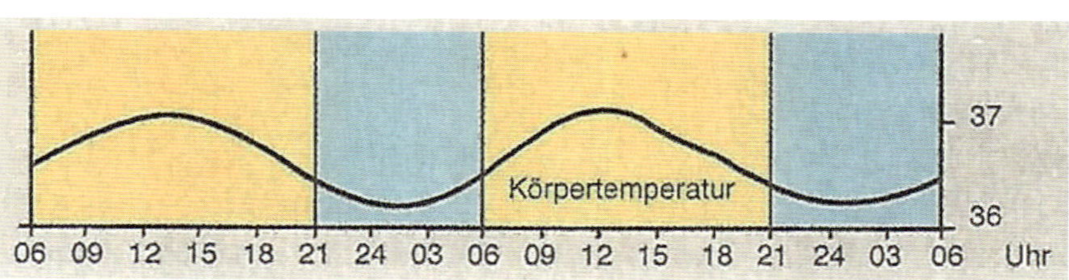

Abbildung 23: Circadiane Rhythmen der Körpertemperatur. Gelb = Tageszeiten, Blau = Schlafanteil [Hecht 1993]

gen, die unregelmäßige Zubettgehzeiten haben, über eingeschränktes Wohlbefinden nach dem Schlaf.

In seinem 1798 erschienenen Buch über die „Kunst, das menschliche Leben zu verlängern“, schrieb der bekannte Arzt Christoph Wilhelm Hufeland:

„Es glaubt nemlich mancher, es sey völlig einerley, wenn man diese 7 Stunden schlafe, ob des Tages oder des Nachts. Man überlässt sich also am Abend so lange wie möglich seiner Lust zum Studieren oder zum Vergnügen und glaubt es völlig beyzubringen, wenn man die Stunden in den Vormittag hineinschläft. Aber ich muss jeden, dem seine Gesundheit lieb ist, bitten, sich für diesen verführerischen Irrtum zu hüten!“

In diesem Zusammenhang drängt sich der Gedanke an Politiker auf, die ständig mit Flugzeugen unterwegs sind und infolgedessen unregelmäßige Schlafzeiten haben. Diese Leute dürften bezüglich der Leistungseinbuße nach derartigen Verstößen gegen die innere Uhr keine Ausnahme darstellen. Der Schlafmediziner und Chronobiologe stellt sich ernstlich die Frage, ob sie nach derartigen außenpolitischen Aktivitäten überhaupt fähig sind, schwerwiegende Entscheidungen zu treffen? Für Piloten, Ärzte, Krankenschwestern, Überlandkraftfahrer u. a. schreibt der Gesetzgeber entsprechende Vorbeugungsmaßnahmen, z. B. in Form entsprechender Pausen, vor. Es geht schließlich um die Sicherheit der Fluggäste oder der Patienten. Warum gilt ein derartiges Gesetz nicht für Politiker, die über Krieg oder Frieden zu befinden haben?

57 Als Schlussfolgerung ein Appell an unsere junge Generation

Liebe Jugendliche, nehmt die Warnung von Christoph Wilhelm Hufeland sehr ernst. **Was zu seiner Zeit galt, gilt heute in der Computer- und Digitalisierungszeit besonders. Der regelmäßige Schlaf-Wach-Rhythmus ist die Grundlage für eine gute Gesundheit und für ein starkes Immunsystem und schützt gegen alle von Viren verursachten Erkrankungen.**

58 Phasenverschiebung der Zubettgehzeit senkt die Leistung

In den USA wurden folgende Untersuchungen durchgeführt: Bei freiwilligen Versuchspersonen, die gewöhnlich immer zur gleichen Zeit schlafen gingen, wurde der Zeitpunkt des Schlafs in der einen Gruppe um drei Stunden vorverlagert, bei einer zweiten Gruppe um drei Stunden zurückversetzt. Während dieser Schlafzeitverschiebung war bei allen Versuchspersonen eine Verminderung der Leistungsfähigkeit am nächsten Tag zu registrieren. Noch stärker ist die Leistungseinbuße am nächsten Tag, wenn Versuchspersonen die vorher stets zu regelmäßigen Zeiten ihre Bettruhe begannen, zur völligen Unregelmäßigkeit veranlasst wurden.

59 Schlafstörungen durch veränderte Phasenverschiebung

Die verfrühte Schlafphase. In diesem Fall tritt die Hauptschlafphase früher auf. Das führt zu einem unwiderstehlichen Schlafzwang am frühen Abend und zu einem vorzeitigen Erwachen am Morgen.

Schlafmittel sind in den letzten beiden Krankheitsformen unangebracht. Schlafentzug mit nachfolgendem Aufbau eines neuen Schlafrhythmus, Lichttherapie und Arbeitszeitverschiebung sind empfehlenswerte Maßnahmen.

Die verzögerte Schlafphase. Sie besteht darin, dass die Hauptschlafzeit gegenüber der normalen verzögert ist. Grundlage hierfür kann ein verschobener circadianer Rhythmus der Körpertemperatur sein.
In diesen Fällen liegt der tiefste Wert der Körpertemperatur und damit das höchste Schlafbedürfnis nicht wie üblich in der zweiten Nachthälfte, sondern am Morgen, d. h. zur normalen Aufstehzeit. Die Patienten haben eine sehr lange „Schlaflatenz“ bzw. Einschlafprobleme. Morgens, wenn aufgestanden werden muss, befinden sie sich mitten in der Schlafzeit. Der Zwang, zur Arbeit gehen zu müssen, führt nach längerer Zeit naturgemäß zu einem Schlafdefizit.

60 Auch der Mittagsschlaf gehört zum circadianen Rhythmus

Die Chronobiologie des Nickerchens.

Zunächst möchte ich vorausschicken, dass ich als heute 96jähriger seit meiner Jugend täglich mindestens einmal ein Nickerchen in der Mittagszeit durchführe. Dieses Nickerchen, das ich Minischlaf am Tage nenne, macht mich leistungsfähig für eine 2-Tagesschicht, denn ich bin ein Nachtkurzschläfer und verlasse das Bett jeden Tag um 04:30 Uhr; im Sommer sogar um 04:00 Uhr regelmäßig.

Nun behaupten immer wieder Ärzte und sogar Schlafmediziner, man sollte nicht mittags schlafen, weil der Nachtschlaf darunter leide.

Meine praktischen Erfahrungen sind seit Jahrzehnten ganz anders. Wer den Minischlaf am Tage realisiert, schläft nachts besser. Mir persönlich genügen deshalb sechs Stunden Nachtschlaf.

Schon 1965–1967 habe ich dazu Untersuchungen in der Praxis durchgeführt.

60.1 Minischlaf in einer deutschen Weberei erhöht die Produktivität

In den Jahren 1965 bis 1967 führte ich mit Dr. Gertner an 60 Arbeiterinnen im Alter von 45 bis 60 Jahren in einer lärmintensiven Weberei in der Gegend von Zittau Untersuchungen zum Minischlaf durch [Hecht 1992, 1994]. Den Frauen wurde gestattet, unmittelbar nach der Mittagspause einen 15 Minuten langen Minischlaf durchzuführen. Nach einer zweijährigen Praktizierung des Minischlafs am Arbeitsplatz ergaben sich folgende Ergebnisse:

- Die Arbeitsproduktivität erhöhte sich dauerhaft um 15 bis 25 %.
  (Die Nachmittagssenke wurde beseitigt.)
- Der Krankenstand sank von ca. 9 % auf ca. 3 %.
- Die Arbeitszufriedenheit erhöhte sich.
- Die Fehlerquote wurde geringer.
- Das allgemeine Wohlbefinden der Arbeiterinnen nahm zu.
- Die Arbeiterinnen kamen weniger abgespannt als früher in die Familie und waren dort psychisch ausgeglichener.
- Die Qualität des Nachtschlafs verbesserte sich.

Ähnliche Ergebnisse wurden auch von David Dinges in Pennsylvania, John M. Taub in Virginia und anderen beobachtet.

Dieser Minischlaf am Tage (in der Mittagszeit) wird in vielen Ländern gepflegt.

60.2 Wie viele Menschen pflegen den Minischlaf?

Japan: Nahezu aller erwachsenen Japaner pflegen den Minischlaf am Tage.

China: Der Artikel 49 der chinesischen Verfassung garantiert jedem Bürger den Minischlaf am Tage.

Mexiko: 75 % aller Mexikaner pflegen den Minischlaf.

USA: 23 % der US-Amerikaner begeben sich mittags in Morpheus Arme.

Der Minischlaf wird besonders in den USA als Mittel zur Erhöhung der Munterkeit am Arbeitsplatz und im Straßenverkehr genutzt.

Spanien: Der größte Teil der Spanier nutzt die Siesta zum Mini-Mittagsschlaf.

Deutschland: Nur 14 % der deutschen Erwachsenen wagen sich einen Minischlaf und 12 % der Jugendlichen. Die Senioren sind etwas mutiger: 25 %.

60.3 Warum ist in Deutschland der Minischlaf verpönt?

Schlafen am Tage und Schlafen am Arbeitsplatz umgibt sich mit dem Odium Faulheit, Lethargie, Arbeitsscheu, Unehrenhaftigkeit. Ein deutscher Arbeiter, ein deutscher Beamter, ein deutscher Manager ist fleißig. Schlafen am Arbeitsplatz ist für sie ein Tabu. Eine derartige Auffassung schafft Dauerstress, Verringerung der Arbeitsproduktivität und verursacht Erkrankungen.

60.4 Was ist ein Mini-Mittagsschlaf?

Ein Minischlaf ist ein kurzer Schlaf am Tage von einer Dauer bis höchstens 20 Minuten. Synonyme sind Nickerchen, Nap (engl.) und „ultrashort sleep“.

Der Effekt des Minischlafs auf die Gesundheit und Leistungsfähigkeit kann wie folgt zusammengefasst werden (internationale Literatur): dass er

- vor Herzinfarkt schützt
- das Selbstbewusstsein stärkt
- nachweislich den allgemeinen Gesundheitszustand verbessert

- das Erinnerungsvermögen (Gedächtnis) stärkt
- die geistige Leistungsfähigkeit steigert
- die psychomotorische Koordination erhöht
- die Sinne schärft
- die Zeitwahrnehmung verbessert
- die gute Stimmung steigert
- Harmonie nach außen und nach innen (Ausgeglichenheit) schafft
- die Fähigkeit zur Relaxation entwickelt
- die Widerstandskraft gegen Stress und Lärm erhöht
- die Arbeitsproduktivität steigert (z. B. den nach der Mittagspause eintretenden Produktionsabfall von 20 bis 25 % ausgleichen kann)
- die Qualität des Nachtschlafes verbessert und den Bedarf an Nachtschlaf verringert

60.5 Der Minimittagsschlaf gehört zum circadianen Rhythmus

Die wissenschaftliche Grundlage dafür, dass das Mittagsnickerchen zum circadianen Rhythmus gehört, beschrieb Jürgen Zulley, ein bekannter Schlaf- und Chronobiologie-Experte. Jürgen Zulley hat mehrere Jahre mit dem Pionier der Chronomedizin Jürgen Aschoff im legendären Bunker von Andechs bei München Untersuchungen durchgeführt. In seinem Buch (gemeinsam mit Barbara Knab) „Innere Uhr. Natürliche Rhythmen nutzen und der Nonstop-Belastung entgehen" schreibt er folgendes. (Diesen Text möchte ich in Auszügen als Zitat bringen.)

„Jürgen Aschoff – selbst nahezu unermüdlich am Arbeiten, aber bekennender Mittagsschläfer – wollte es genau wissen. Und tatsächlich konnten wir in Andechs zeigen, dass auch die meisten Menschen es vorziehen, ihre aktive Zeit noch einmal durch einen Mittagsschlaf zu unterteilen, wenn es die äußeren Bedingungen erlauben.

Traditionell bekamen die Versuchspersonen in den Andechser Isolationsexperimenten die Anweisung: „Bitte nach Möglichkeit Mittagsschlaf vermeiden." Der Grund ist, dass die Chronobiologie eben circadiane Rhythmen erforschen will, und die bringt der Mittagsschlaf als ultradianes Verhalten gewissermaßen durcheinander."

„Das Mittagsschlaf-Verbot in Andechs wurde im Jahr 1984 aufgehoben. Tatsächlich hatten bis dahin mehr Personen einen Mittagsschlaf gehalten als zunächst vermutet. Manche betätigen zwar wie vereinbart ihre Versuchstaste und signalisierten damit, jetzt ein Nickerchen zu beginnen. Viele Mittagsschläfer wollten jedoch „gute Versuchspersonen" oder zumindest keine Spielverderber sein und schliefen deshalb heimlich - entweder im Sessel oder gar auf dem Boden. Später stellte sich sogar heraus, dass einige die Kabel unter dem Bett entfernt hatten. Zu Zeiten, als in Andechs noch kein Schlaf-EEG erfasst wurde, waren diese Bewegungskontakte der Hinweis darauf, dass die Versuchsperson im Bett lag. Waren die Kontakte entfernt, konnten sie keine Bewegung melden und die Versuchspersonen schliefen, ohne dass es herauskam. Dachten sie."

„Es kam natürlich doch heraus. Inzwischen ist klar, dass seinerzeit mehr als die Hälfte der Andechser Versuchspersonen Lust auf ein Nickerchen bekam und dann heimlich eines hielt. Als 1984 der Mittagsschlaf erlaubt wurde, schliefen plötzlich drei Viertel der Versuchspersonen. Damit war nicht mehr zu bestreiten, dass der Mittagsschlaf zu unserem normalen biologischen Programm gehört.

Der erlaubte Mittagsschlaf relativierte sogar das zentrale Ergebnis der Isolationsexperimente: Unter den Versuchspersonen, die zu ihrem subjektiven Mittag schliefen, hatte jede zweite eine „freilaufende" innere Periodik von erd-angemessenen 24 statt der inzwischen als unumstößlich geltenden 25 Stunden.

Es gab noch eine zweite Überraschung: Sobald wir den Mittagsschlaf zuließen, konnten wir keine Desynchronisation zwischen Körpertemperatur und Schlaf-Wach-Rhythmus mehr feststellen wie während des Verbots. Wenn wir den Mittagsschlaf in der Auswertung berücksichtigten oder ihn gar ausdrücklich genehmigten, liefen Schlaf-Wach-Rhythmus und Temperaturrhythmus nicht auseinander.

So bestätigen die Freilaufversuche das Mittagstief des Menschen, und gleichzeitig lieferte die Schlafforschung selbst weitere Belege dafür."

Das Mittagsnickerchen gehört zum circadianen Rhythmus, und wer diesen nicht durchführt, stört sogar diese chronobiologischen Phasen.

61 Circaseptane Rhythmen (Wochenrhythmus)

Der 7-Tage-(Wochen-)Rhythmus nimmt in zunehmendem Maße vor allem aus praktischen Gründen eine Schlüsselfunktion ein (Halberg et al. 1990; Hecht et al. 2002; Haus et al. 1998; Hildebrandt 1990).

Eigentlich ist der 7-Tage-Rhythmus keine Entdeckung der modernen Chronobiologie. Die Ärzte des Altertums maßen ihm in der Genesungsprognose große Bedeutung bei, indem sie diesbezüglich als kritische Tage der Krankheit dem 7., 14. und 21. Tag große Aufmerksamkeit schenkten (Hippokrates, 460–370 v.Chr.; Galenus 129–199 und Ibn Sina-Avicenna 980–1037).

Heute werden zwei Formen des circaseptanen Rhythmus unterschieden.

Erstens: Der freilaufende spontane endogene circaseptane Rhythmus [Halberg 1965], der mit dem sozialen Kalenderwochenrhythmus gekoppelt sein kann.

Zweitens: Der reaktive circaseptane Rhythmus, den, wie erwähnt, die Ärzte des Altertums schon kannten und der in der Neuzeit von Derer und von Hildebrandt ausführlich untersucht worden ist [Hildebrandt 1992; Derer 1960]. Er wird durch Reizeinflüsse ausgelöst, z. B. durch Fieber, Kurbeginn, Reiztherapie, Stress, Fasten usw. Seine Phasenlage beginnt stets mit dem Zeitpunkt des Beginns der Reizeinwirkung. Gewöhnlich vollzieht er sich als ein Einschwingvorgang mit großer Amplitude beginnend und mit niedriger endend.

Freilaufende endogene bzw. an den sozialen Wochenrhythmus gekoppelte circaseptane Rhythmen wurden bisher vielfach unter den verschiedensten Aspekten beschrieben, z. B. für Herzkreislaufparameter, insbesondere für den Blutdruck. Aber auch die Hormon-, vegetativen, sensomotorischen u. a. Funktionen. Diese verlaufen in einem 7-Tage-Rhythmus [Hildebrandt et al. 1998; Halberg et al. 1990]. Undt beschrieb Häufigkeitsverteilungen über die Woche von Suiziden und Suizidversuchen, für Herzinfarkte, Arbeitsunfälle, Maschinenunfälle in Wien [Undt 1976]. Daraus wird ersichtlich, dass es bezüglich der Unfälle zwischen Männern und Frauen nahezu übereinstimmende Wochenverteilungen gibt. Bei Suiziden und Herzinfarkten sind Phasenverschiebungen zu beobachten. Bei den Männern ist in allen Fällen der Montag ein kritischer Tag, womit offensichtlich der volkstümliche „blaue Montag" eine wissenschaftliche Bestätigung findet.

Wir haben den circaseptanen Rhythmus des Schlafverhaltens untersucht und zwar sowohl mittels Schlafpolygraphie [Diedrich et al. 1993] als auch mittels Schlafprotokoll, welches von Patienten selbst täglich bis zu einer Dauer von 10 Wochen nach vorheriger Instruktion geführt worden ist [Hecht et al. 2002].

62 Wochenrhythmus des Schlafs

Der circaseptane Rhythmus (Wochenrhythmus) des Schlafverhaltens (Parameter des Schlafprotokolls) und der Schlafpolygraphie ist in unserem Institut nachgewiesen worden. Der Wochenrhythmus demonstriert, dass der Schlaf nicht alle Tage konstant verläuft. so ist bei Gesunden die Nacht von Sonntag zum Montag durch die schlechteste

Schlafqualität und die Nacht von Freitag zum Samstag durch die beste Schlafqualität charakterisiert.

Diese Tatsache hat Bedeutung für die Schlafdiagnostik und vor allem für die Selbstdiagnose des Schlafs. Warum ist die Nacht vom Freitag zum Samstag gut? Antwort: Die Woche ist zu Ende, man kann den Stress hinter sich lassen und hat die Wochenenderholung vor sich. Warum ist die Nacht von Sonntag zum Montag eine schlechte Schlafnacht? Der unbewusste Blick auf die kommende Woche erzeugt Stress, der den schlechten Schlaf bedingt.

63 Monatsrhythmus des Schlafs

Dem Lunarrhythmus (Monatsrhythmus) unterliegen hormonelle Funktionen. Am bekanntesten ist der Menstruationszyklus der Frau. Da hormonelle Umstellungen während eines Menstruationszyklus auch den Schlaf beeinflussen können, soll er mit in die schlafmedizinische Betrachtungsweise einbezogen werden. Manche Frauen beobachten vor der Menstruation eine schlechte Schlafqualität und nach der Menstruation eine bessere Schlafqualität. Auch diese wissenschaftliche Erkenntnis ist für die Selbstbeurteilung des Schlafs wichtig.

64 Jahresrhythmen des Schlafs

Jahreszeitlich rhythmisches Schlafverhalten ist vor allem in der Zeit vor dem elektrischen Licht und besonders bei Menschen, die in der Landwirtschaft tätig sind, beobachtet worden. Dieser Jahresrhythmus des Schlafverhaltens äußerte sich in der Weise, dass die Bauern, Landarbeiter und Landwirte im Sommer sehr wenig schliefen und das bei größter Arbeitsbelastung, während im Winter eine lange Schlafzeit bei geringer Arbeitsbelastung festzustellen war.

Der physiologische Schlafrhythmus war dieser, der vor der Zeit der Elektrizität bestand. Beim Dunkelwerden zu Bett gehen und beim Hellwerden aufstehen. Von dieser Natur sind wir heute leider weit entfernt. Die Rückkehr dahin würde gut tun.

65 Rhythmus und Therapiequalität: Warum wird eine Applikationszeit von 40 Tagen vorgeschlagen?

Der circa 40-Tagerhythmus ist ein natürlicher Rhythmus, der sich sogar im Schlafverhalten äußert [Wagner 1998]. Harald Alke [1989] berichtet, dass man Entspannungsübungen ca. 40 Tage lang trainieren muss, um sie gut zu beherrschen. Selbst wenn zwischenzeitlich am Erfolg der Übung Zweifel entstehen und deshalb nicht selten das Weiterüben aufgegeben wird, empfiehlt Alke, diese Übungen unbedingt bis zum 40. Tag fortzusetzen. Gewöhnlich tritt eine derartige Schwäche des Zweifels nach 28–30 Tagen Übungen auf.

In Religionen, Mythen und Ideologien spielt seit alten Zeiten die 40-Tageperiode eine wichtige Rolle. So war es in alten Priesterschulen üblich, ein neues Lied oder ein neues Gebet täglich alle vier Stunden 40 Tage lang zu üben, bis der Text vollständig verinnerlicht war. Aus der buddhistischen Religion sind ähnliche Riten bekannt und aus der christlichen Religion ist Jesus' 40-Tage-Aufenthalt in der Wüste bekannt. Auch Fastenzeiten sind in manchen Religionen für 40 Tage vorgesehen. Im Gilgameschepos steht, dass Gilgamesch 40 Tage auf Wanderschaft war.

Welche Ursachen hat dieser 40-Tagerhythmus? Dieser biologische Rhythmus ist bei Meeresmuscheln und auch beim Menschen nachgewiesen worden. Wir wissen heute, dass das vegetative und hormonelle System bei Mann und Frau einem Lunarhythmus (ca. 28 Tage) unterliegt [Hildebrandt et al. 1998]. Da es auch biologische Viertellunarhythmen (circaseptane Rhythmen) gibt, wird der psychobiologische 40-Tagerhythmus als ein 1 1/2 Monatsrhythmus diskutiert [Alke 1989].

Dieser 40-Tagerhythmus tritt offensichtlich als ein reaktiver Rhythmus in Erscheinung. Das sollte bei Therapien beachtet werden: Therapie nicht vorzeitig abbrechen.

66 Überführung von biologisch-funktionellen Rhythmen in biologisch-strukturelle Rhythmen

Zeitliche Zyklen, z. B. Tage und Jahre, können sich in Strukturen reflektieren.

1. Jahresringe der Bäume

Wenn ein Baum abgesägt ist, so kann man die Jahresringe im Baumstamm sehen und darin dessen Alter bestimmen.

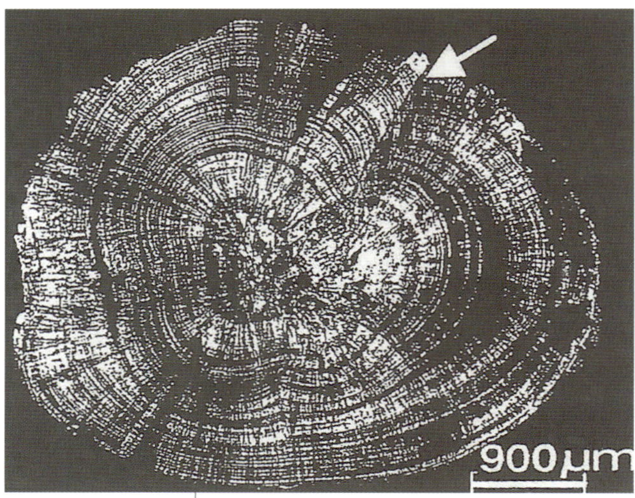

Abbildung 24: Beispiel für den schichtigen Aufbau eines Harnsteins (Whewellit-Stein) [nach Schneider 1985]

2. Nierensteine (Harnsteine) zeigen analog zu den Bäumen Tagesringe.
   Von zahlreichen Harnbestandteilen sind die steinbildenden Substanzen von besonderem Interesse. Ihr tagesrhythmischer Gang lässt erkennen, dass die Steinbildungsgefahr in der Nacht wesentlich größer sein muss als am Tage. Die Ergebnisse der Harnsteinuntersuchung mit täglichen Schichtanlagerungen bestätigen die Auffassung, dass das Wachstum der Harnkonkremente in der Nacht stattfindet und dass Harnsteinprophylaxe und -metaphylaxe besondere Maßnahmen zur Beeinflussung der tagesrhythmischen Schwankungen der harnsteinfördernden Substanzen verlangen.
3. Zur Morphologie von Körperflüssigkeiten nach Shabalin und Shatokina [2001]

Obgleich uns aus der chronobiologischen Literatur bekannt war, dass funktionelle biologische Rhythmen sich auch strukturell reflektieren können, z. B. als Tagesringe während der Nierensteinbildung (ähnlich wie Jahresringe der Bäume [Gutenbrunner und Hildebrandt 1994; Schneider 1985]), überraschten uns die Untersuchungsergebnisse von Vladimir Shabalin und Swetlana Shatokhina über die „Morphologie von Körperflüssigkeiten" und deren Methode der „keilförmigen Dehydratation". In mehr als 30 russischen Krankenhäusern und Kliniken zählt diese Methode bereits zur Standarddiagnostik.

Nachfolgend möchten wir diese Methode der keilförmigen Dehydratation vorstellen, die es ermöglicht, biologisch-funktionelle Rhythmen in biologisch-strukturelle Rhythmen umzuwandeln.

Theoretische Grundlagen der diagnostischen Methode der keilförmigen Dehydratation:

- Alle Körperflüssigkeiten liegen in kolloidaler Solform vor und können unter gegebenen Bedingungen auch in Gelform überführt werden.

  Sie enthalten als wesentlichen Grundstoff Eiweiße (Proteine, Peptide, Aminosäuren), Polysaccharide und Mineralien. Diese Stoffe besitzen die Fähigkeit, biogene Kristallformen zu bilden, z. B. im

Aufbauprozess des Knochens [Shabalin und Shatokhina 2001].

Als Körperflüssigkeiten sind Blut, Urin, Lymphe, Tränen, Schweiß, Speichel und weitere Verdauungssäfte zu bezeichnen.

- Die meisten metabolischen Grundprozesse (bis zur molekularbiologischen Ebene) des menschlichen Organismus laufen zyklisch (rhythmisch) ab. Allgemein bekannt sind z. B. der Zitratzyklus und der Harnstoffzyklus. Aber auch viele andere biochemische Prozesse in unserem Körper haben zyklischen (Synonyme: rhythmischen, oszillatorischen, wellenförmigen) Funktionscharakter, z. B. die ATP-Aktivitäten und die DNS-Synthese.
- Eigenschwingungen sind die Grundlage der Regulation aller Lebensprozesse, die sich auch in der Selbstregulation repräsentieren.

Auf den allgemeinen Lehrsatz der Quantenmechanik [Coveney und Highfield 1994] stützend, vertreten Shabalin und Shatokhina [2001] die Auffassung, dass die Funktionen und Strukturen als Wellen ablaufen, die von den schwingenden Molekülen als Autoschwingungen (Eigenschwingungen) erzeugt werden. Im Rahmen der Rhythmushierarchie eines Organismus gehen diese Schwingungen kooperative Wechselwirkungen in Form kalibrierter Synchronisationen ein.

- Jede Körperflüssigkeit des Menschen hat eine Morphologie. Durch Dehydratation ist es möglich, die flüssige Phase der Körperflüssigkeiten in eine feste Phase überzuführen [Shabalin und Shatokhina 2001].
- Die in der Körperflüssigkeit ablaufenden zyklischen (wellenartigen, oszillierenden, rhythmischen) Funktionsprozesse repräsentieren sich bei der Überführung von der flüssigen in die feste Phase auch in dem festen Zustand.

Shabalin und Shatokhina konnten nachweisen, dass „die primäre Feldstruktur Wellen von verschiedenen Frequenzen, Amplituden, Formen und Vektoren darstellt. Die sekundäre Feldstruktur wird durch den Gradienten der Dichte seiner Wellen bestimmt. Das Zunehmen der Dichte der energetischen Ladung des Rhythmusfelds eines Bioobjekts über das kritische Niveau hinaus überführt die „Materie" Wellen aus dem „Feldzustand" in den Zustand eines „Stoffs", d. h. in ein morphoformes Substrat. Die Stabilität der Autowellen (Eigenschwingungen) wird als Integralwert des Zustands der Homöostase zum Ausdruck gebracht.

- Während des Übergangs der Körperflüssigkeiten vom flüssigen in den festen Zustand reflektiert sich die Selbstorganisation eines Systems mit ihren wellenfunktionellen Eigenschaften, die sich strukturell nachweisen lassen und sich somit für subtile diagnostische Zwecke eignen.

66.1 Tropfen als grundlegendes Modell der Methode

Als grundlegendes Modell dieser Methode wird der Tropfen gewählt. Der Tropfen ist faktisch die kleinste Einheit des Ganzen einer beliebigen Flüssigkeit [Heisenberg 193]. Das trifft auch für die verschiedensten Körperflüssigkeiten wie Blut (Serum), Lymphe, Liquor, Tränen, Urin, Säfte des Verdauungssystems u. a. zu. Der Tropfen einer beliebigen Körperflüssigkeit kann die Selbstorganisation des Systems, welchem er zugehört, reflektieren.

Die Außenschicht der Flüssigkeit wird durch die Kräfte der Oberflächenspannung zusammengehalten. Durch die Dehydratation separierten sich die strukturellen Elemente, vor allem die Eiweiße und die Mineralien, infolge des Entzugs des Wassers. Bei der Betrachtung des Sagittalschnitts eines Tropfens, der sich auf einer glatten Ebene befindet, ist eine Keilform erkennbar.

Durch die Keilform wird die Bedingung eines ungleichmäßigen Ablaufs der Dehydratation in der radialen Richtung geschaffen. Das hat zur Folge, dass eine osmotisch-onkotische Verschiebung der im Volumen des hydratierenden Tropfens aufgelösten Stoffe vollzogen wird. Dabei bilden sich getrennt Wellen aus organischen Stoffen, vor allem aus Eiweißen, und aus Mineralien, die sogenannten organischen bzw. Salzwellen.

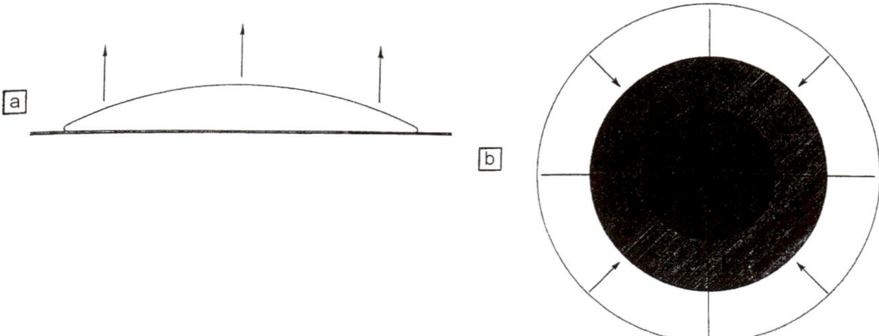

Abbildung 25: Tropfen der biologischen Flüssigkeit auf der flachen Ebene (Schema) [nach Shabalin und Shatokhina 2001] a: sagittaler Schnitt; b: Draufsicht

66.2 Übergang von der pulsierenden Eigenschwingung (Welle) des Blutserums in einen festen wellenartigen Zustand

Beim Verdunsten des Tropfens des Blutserums erreicht sein Wasseranteil in der Übergangszone einen kritischen Punkt. In diesem Augenblick ist der Phasenübergang gegeben. Visuell stellt sich dieser Prozess durch eine pulsierende Bewegung (Zusammenziehung und Ausdehnung) des Rings mit einer Amplitude von 10–20 Mikrometer für die Dauer von 1–2 Sekunden dar.

Als Ergebnis dieses Vorgangs formiert sich die feste Phase des Rings, der als fixierte Konzentrationswelle bezeichnet wird. Gleichzeitig bildet sich eine neue Zwischenzone, die einen Konzentrationsbereich molekularer Komplexe mit ähnlichen physiko-chemischen Parametern darstellt.

Unter Berücksichtigung der Tatsache, dass im Blutserum die überwiegende Mehrheit der Moleküle in Form submolekularer Komplexe verschiedener Zusammensetzung und Konzentration befinden, gibt das Blut mit seiner Systemorganisation ein vielfältiges Bild konzentrischer Ringe von verschiedener Breite, Tiefe und Dichte.

Nachfolgend werden einige Beispiele der rhythmischen Blutserumstrukturen von verschiedenen physiologischen und pathologischen Zuständen der Homöostase demonstriert.

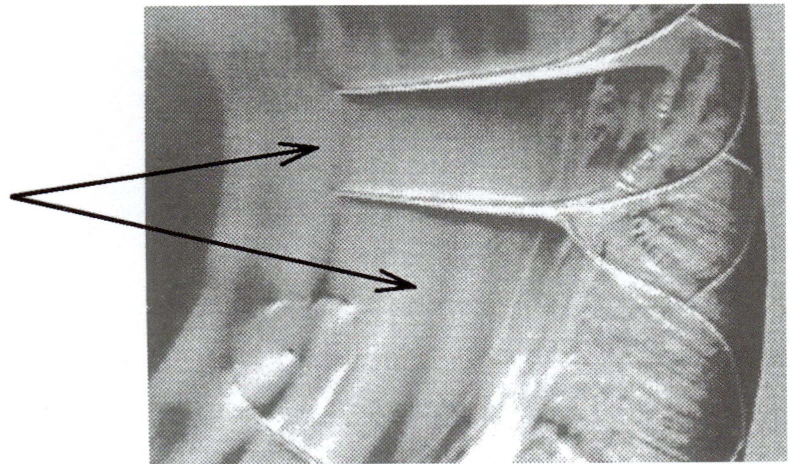

Abbildung 26: Fragment des Blutserumstropfens im Prozess der Dehydratation. Konzentrationswellen von verschiedenen Größen (Pfeile). Vergrößerung x50 [nach Shabalin und Shatokhina 2001]

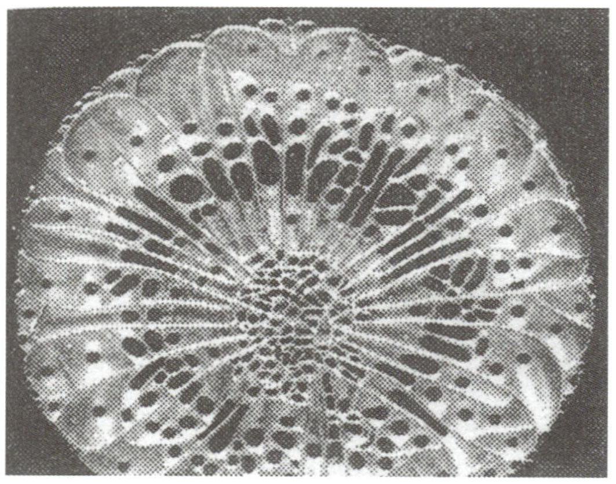
Normale stabile rhythmische Struktur der Homöostase

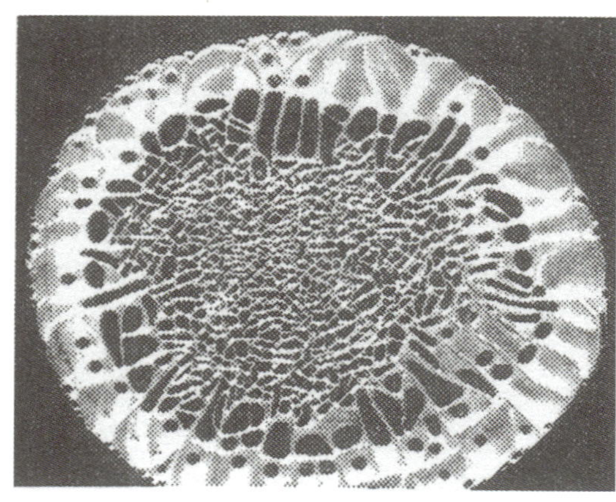
Normale instabile rhythmische Struktur der Homöostase

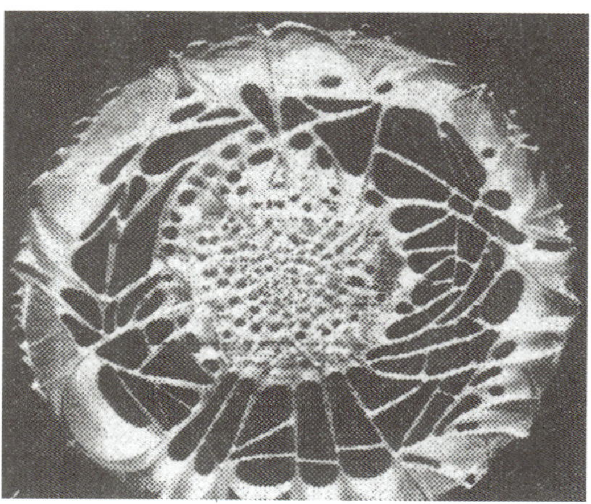
Pathologische instabile rhythmische Struktur der Homöostase

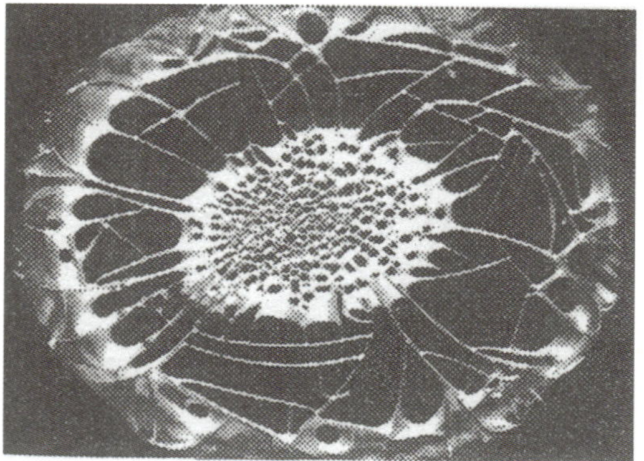
Pathologische stabile rhythmische Struktur der Homöostase

Abbildung 27: Blutserumstrukturen bei verschiedenen physiologischen und pathologischen Zuständen der Homöostase [Shabalin und Shatokina 2001]

67 Richtiges rhythmisches Atmen schafft Lebensqualität

Die meisten Menschen, vor allem in der Großstadt, atmen nicht richtig und werden dadurch krank.

Die Atmung ist unbestritten die wichtigste Körperfunktion des Menschen. Das Leben des Menschen beginnt mit der Atmung.

Einige Stunden später erlernt er das Trinken und viele später wird er mit dem Essen konfrontiert.

Diese Reihenfolge ist gleichzeitig auch Gewichtung für eine gesunde Lebensweise eines Menschen. Richtiges rhythmisches Atmen, ausreichend Wasser trinken, wenig und einfach essen. **Leider stellt der moderne Mensch das Essen an erste Stelle und vernachlässigt das Atmen sträflich**.

Tatsache ist: Ohne Atmen wird der Mensch nach 2–3 Minuten bewusstlos. Nach 5–10 Minuten stirbt er. Eine Ausnahme sind gut atemtrainierte Tauch- und Schwimmsportler. Sie können aber auch nur höchstens bis ca. 5–10 Minuten ihren Atem anhalten.

Ohne Trinken kann der Mensch 3–4 Tage aushalten. Eine längere Zeit führt zu gesundheitlichen Schäden.

Ohne Essen kann ein Mensch 3–4 Wochen sein, ohne dass gesundheitliche Schäden auftreten. Das belegt das Heilfasten. Dabei muss er ausreichend Wasser trinken.

Die Ruheatemfrequenz soll optimal 4–7 Mal pro Minute betragen. (Durch Training ist das möglich, z. B. durch Yogaübungen oder meditatives Atmen.) Die „normale" Atmung liegt nach heutigen Vorstellungen in Ruhe im Bereich 8–15 Mal pro Minute. Über 15 Atemzüge pro Minute in Ruhe sind schon nicht mehr als normal anzusehen.

Der heutige Mensch atmet zu schnell, oberflächlich und nicht rhythmisch. Das hat zur Folge, dass zu wenig Sauerstoff zu den Zellen kommt und Kohlendioxid nicht ausreichend aus dem Körper entfernt wird.

Es kann schon heute nicht übersehen werden, dass Megastädte mit wenigen Bäumen aber Massen von „Menschenkäfigen" aus Beton sowie Unmengen von Abgasen und Stress das Atmen dieser Menschen beeinträchtigen. Gewöhnlich finde ich bei Großstädtern eine Atemfrequenz von 25–30 pro Minute vor.

67.1 Mental gesteuertes, bewusst wahrgenommenes rhythmisches Atmen

Das Atmen hat nicht nur die physiologische Funktion der Sauerstoffversorgung und Kohlendioxidentsorgung der Zellen des Organismus. Es wirkt zum Beispiel rhythmisierend koordinierend auf alle anderen Körperfunktionen und Stoffwechselprozesse. und wirkt auf die psychischen Prozesse beruhigend.

Der psychisch gesteuerte, bewusst wahrgenommene Atemrhythmus vermag nicht nur die körperliche Koordination zu bewirken, sondern auch die psychische

Harmonie herbeizuführen, beruhigend und relaxierend zu wirken. Durch dieses bewusste Atmen kann man auch Schmerzen lindern. Ein guter Arzt oder Zahnarzt, der einen Injektion (Spritze) vornehmen möchte, sagt zu dem Patienten: Bitte atmen Sie tief ein und aus; und schon verläuft das Spritzen ohne Schmerzen und Angst. In aufregenden Situationen genügt bewusstes tiefes Einatmen und sofort wird man ruhiger. Beobachten Sie bitte einen Fußballspieler der einen Elfmeterstrafstoß schießen soll. Vor der Ausführung atmet er tief ein und aus, wodurch er sich beruhigt und damit zielsicher wird.

In allen Atemtechniken der östlichen Medizin ist das rhythmische, bewusst mental gesteuerte und wahrgenommene Atmen das wichtigste Element, z. B. Yoga, Meditation.

Kurze Einführung in das mental gesteuerte, bewusst wahrgenommene rhythmische Atmen

Setzen Sie sich bequem auf einen Stuhl oder auf den Boden. Die Kleidung lockern Sie bitte. Der Bauch soll möglichst nicht voll sein.

1. Übung

Atmen Sie bitte mit geschlossenem Mund nur durch die Nase. Verfolgen Sie gedanklich Ihren Atemrhythmus. Langsam und lang einatmen. Langsam und lang ausatmen. Bitte nur gedanklich den Atemrhythmus wahrnehmen.

Der Ausatmungszug sollte immer etwas länger sein als der Einatmungszug.

Das kann wie folgt durchgeführt werden.

Zweitaktatmung:

Einatmen |______________________|

Ausatmen |______________________|

Der Atemrhythmus soll ununterbrochen bewusst wahrgenommen werden und gedanklich konzentriert gesteuert werden.

2. Übung (Relaxieren)

Augen schließen, bitte. Lang und langsam einatmen. Lang und langsam ausatmen.

Mindestens 10 Minuten lang, bitte diese Übung realisieren.

Die Gedanken sollen sich nur auf den Atemrhythmus konzentrieren. Dabei soll das gedankliche Mitschwingen im Takt des Atemrhythmus erreicht werden. Das „Wegfliegen" der Gedanken (an andere Dinge denken) soll unbedingt vermieden werden.

3. Übung (meditatives Atmen)

Wenn man das bewusst gesteuerte Atmen mit einem Mantra kombiniert, erhöht sich die Konzentration auf das rhythmische Atmen, wobei man in den Zustand der Meditation gelangen kann. Als Mantra können z. B. zweisilbige Wörter gewählt werden. Bei der gedanklichen Nennung der ersten Silbe wird eingeatmet. Bei der gedanklichen Nennung der zweiten Silbe wird ausgeatmet. Bitte wählen Sie sich eines dieser Wörter aus.

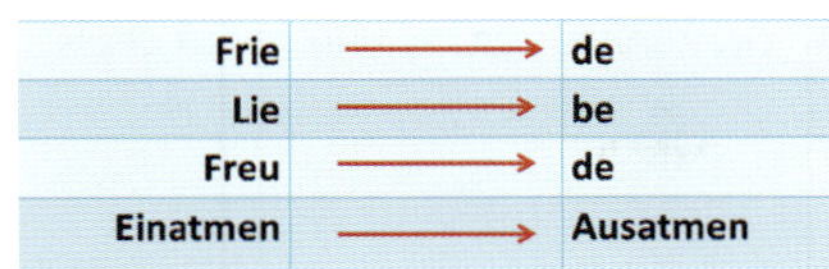

Frie	→	de
Lie	→	be
Freu	→	de
Einatmen	→	Ausatmen

Mögliche Mantras zur Auswahl

Mit diesem bewusst mental gesteuertem Atem harmonisieren Sie alle Körperprozesse, gelangen Sie in Ihren relaxierten Zustand und vermögen abweichende Körperfunktionen, wie z. B. funktionelle Herzrhythmusstörungen und stressbedingten hohen Blutdruck, aber auch Stoffwechselprozesse in einen normalen Zustand zu versetzen.

Deshalb möchte ich noch einmal wiederholen: Die Atmung ist die wichtigste Funktion des Menschen. Sie ist wichtiger als Essen und Trinken. Wer gesund bleiben möchte, sollte der Atmung größte Aufmerksamkeit schenken, das bedeutet, täglich mindestens 20 Minuten mental gesteuertes Atmen durchznführen.

Deshalb sollten wir die Atmung immer bewusst wahrnehmen, das gilt für die Ruhe, weil sie relaxierend wirkt, und das gilt auch für die Aktivität, weil die Koordination mit anderen Funktionen die Leistungsfähigkeit und das Gesundsein erhöht.

Mental gesteuertes Atmen kann

- den Blutdruck senken
- das Herzrasen abbauen
- Schmerzen vermindern
- retardieren
- innere Ruhe bringen
- zu einem guten Schlaf verhelfen

Folgen des nicht richtigen rhythmischen Atmens:

- Verschlackung (Vergiftung)
- Versäuerung
- Störung Säure-Basen-Balance
- Schmerzen an Kopf, Nacken, Rücken, Schultern, Beinen, Armen
- Schlafstörungen
- chronische Müdigkeit
- Erschöpfung
- Bronchitis
- Asthma
- Angststörungen
- Dysstress
- oxidativer Stress
- Verspannung
- Depressionen
- Burn-out-Syndrom
- Verminderung der unspezifischen Immunaktivität
- vorzeitiges Altern
- erhöhte Infektanfälligkeit
- erhöhtes Risiko, an Krebs zu erkranken

Prophylaxe gegen chronische Bronchitis und Lungenkrebs

Regelmäßig (täglich 2–3x) meditatives Atmen

Sport und Körperbewegung im Freien, möglichst im Wald oder an der See

Nicht rauchen: aktiv und passiv

„Im Atemholen sind zweierlei Gnaden. Die Luft einziehen, sich ihrer entladen. Jenes bedrängt, dieses erfrischt, so wunderbar ist das Leben gemischt. Du danke Gott, wenn er dich presst und danke ihm, wenn er dich wieder entlässt.“

[Johann Wolfgang Goethe, westöstlicher Divan]

68 Rhythmussynchronisation von Armen, Beinen und Atmung – Mit „Nordic Walking“ der Gesundheit entgegengehen

„Die Bewegung als solche kann ein beliebiges Mittel ersetzen, aber alle in der Welt existierenden Mittel können nicht die Bewegung ersetzen.“

[Tissot, französischer Arzt, 18. Jahrhundert]

Verschiedene Ausdauerbewegungsarten stehen einem Menschen nahezu kostenlos zur Verfügung: Laufen (Jogging), Wandern, Gehen, Schwimmen, Radfahren, Rudern, Tanzen. Nordic Walking, zu Deutsch „nordisches Wandern“, ist eine spezifische Bewegungsart, die aus Finnland stammt. Sie ist dort vom Skilaufen abgewandelt worden. Im langen nordischen Winter bewegt man sich in Nordeuropa mit Skiern und Stöcken auf dem Schnee. Diese nachgewiesen gesundheitsfördernde Wirkung des Skilaufens wurde mit dem nordischen Wandern in den schneelosen Monaten gleichfalls gewährleistet. Die „Stockarbeit“ beim Wandern lässt nahezu alle Muskeln gut durchbluten. Damit werden Spannungen gelöst, was besonders der Halswirbelsäule und ihren Muskeln gut tut. Das Hals-Schulter-Muskelsyndrom mit Schmerzen und Verspannungen kann innerhalb von 3–6 Monaten mit nordischem Wandern beseitigt werden, wenn dieses täglich mindestens eine Stunde richtig betrieben wird.

Die Bewegung gehört seit jeher zur Lebensweise des Menschen. In der Steinzeit, legten unsere Vorfahren täglich mindestens 20 km zu Fuß zurück. Das war auch noch vor 100 Jahren größtenteils so. Heute bewegen sich viele Menschen weniger als 1 km pro Tag. Bequemlichkeit, Faulheit, Fernsehen, Computer, Auto und andere Fortbewegungsmittel führen zum Bewegungsmangel, zur Hypokinese (wenig bewegen).

Umfangreiche Untersuchungen zum Bewegungsmangel wurden von der Weltraummedizin seit mehr als 70 Jahren durchgeführt. Z. B. zeigen deren Ergebnisse, dass nach 10 Wochen Bewegungseinschränkung folgende Symptome auftreten: Muskelschwund, erste Anzeichen einer

Osteoporose, Schlafstörungen, Abnahme der Gedächtnisleistung, Schwächung des Immunsystems, Verlust der Mineralien, Anstieg der Stresshormone und Störung der Stoffwechselprozesse.

Durch tägliches nordisches Wandern können diese Symptome beseitigt werden. Ausdauersportarten bewirken körperliche und geistige Fitness. Prof. Manfred Spitzer vertritt die Auffassung: „Das beste Hirnjogging ist Jogging. Ich würde sogar „Nordic Walking“ sagen.

Durch die Koordination von Schritt-, Armbewegungs- und Atemrhythmus wird die Harmonie von Körper, Geist und Seele gefördert und gestärkt. Des Weiteren erfolgt eine optimale Regulierung der Hirnprozesse, wodurch Gedächtnis- und Denkprozesse angeregt werden.

Aber das ist nicht alles. Es wurde nämlich vielfach nachgewiesen, dass beim sportlichen Ausdauertraining die Hirnzellen neu gebildet werden. Deshalb ist z. B. Nordic Walking die beste Vorsorge gegen Altersdemenz.

Untersuchungen an Schülern haben gezeigt, dass durch das tägliche nordische Wandern gegenüber den Bewegungsfaulen sehr gute Noten in allen Fächern erreicht wurden. Diese Bewegung, regelmäßig durchgeführt, hat nämlich bei jungen und älteren Menschen die Neubildung von Hirnzellen zur Folge. Auch das Intelligenzhormon Dopamin, das schmerzstillende und Beruhigungshormon (Neurotransmitter) Endorphin sowie das schlafregulierende Hormon (Neurotransmitter) Glyzin werden dabei freigesetzt. Nordisch bewegen macht schlau. Des Weiteren kann mit täglichem nordischem Wandern erreicht werden:

- Stärken des psychischen und psychosozialen Gesundseins
- Rhythmisierung der Hirnfunktion
- Verbesserung der Kreativität, des Gedächtnisses und der Denkleistung
- Stimulierung positiver Emotionen und psychosozialer Beziehungen
- Entwicklung des optimistischen Persönlichkeitstyps
- Steigerung des Selbstwertgefühls und Selbstbewusstseins
- Verbesserung der Körperwahrnehmung
- Entlastung von Alltagssorgen
- Stimulierung positiver Gefühle
- Förderung des Wohlbefindens und der Lebensqualität
- Enthaltung und Wiederherstellung der Gesundheit
- Förderung des geistigen Leistungsvermögens und der Intelligenz
- Gewährleistung eines gesunden Schlafs
- Erhaltung des jugendlichen Elans bis ins hohe Lebensalter

Außerdem kann erreicht werden:

- Senkung des Blutdrucks
- Prävention gegen Depressionen
- Verhinderung und Heilung von Diabetes mellitus Typ 2
- Prävention von Krebs

- Gewährleistung einer schlanken Figur bis ins hohe Alter
- Erhaltung der Vitamin B_6- und Zinkreserven → Verminderung neurologischer Störungen und Autoimmunerkrankungen
- Beweglichkeit der Gelenke
- Erhöhte Versorgung des Knorpelgewebes mit Wasser (Gelenkschmiere)
- durch Beinmuskeln wird der Lymphfluss aktiviert und Ödeme werden verhindert bzw. beseitigt
- auch Menschen mit niedrigem Blutdruck profitieren vom nordischen Wandern

Folgende Grundprinzipien sind beim nordischen Wandern unbedingt zu beachten:

1. Atme rhythmisch und koordiniere den Atemrhythmus mit dem Schrittrhythmus und dem Armbewegungs-(Stock-)Rhythmus
2. Überfordere Dich nicht, beginne langsam auf kurzen Strecken und steigere von Tag zu Tag
3. Lass Dich nicht überfordern, bewahre Deinen eigenen Schrittrhythmus
4. Wandere täglich und regelmäßig
5. Relaxiere nach jeder nordischen Wanderung

Besonders empfehle ich das nordische Wandern allen Menschen nach dem 50. Lebensjahr. Die Stöcke geben bei den älteren Menschen Sicherheit bei der Bewegung und vermindern die Sturzgefahr.

Meine Frau mit 85 Jahren und ich mit 96 Jahren pflegen seit Jahren täglich 1–2 Stunden nordisches Wandern. Das hält uns körperlich und geistig fit. Morgens verdienen wir uns damit das Frühstück.

Ein Hochgenuss ist eine nordische Wanderung barfuß am Strand, wie z. B. am Ägäischen Meer. Ähnliches wie mit Nordic Walking ist auch mit anderen Ausdauersportarten zu erreichen. In China werden die Nordic-Walking-Stöcke nicht nur zum Wandern, sondern auch für eine rhythmische Gymnastik verwendet.

Es sei noch einmal an Dr. Tissot erinnert: Die Bewegung kann jedes Arzneimittel ersetzen und das ohne unerwünschte Nebenwirkungen und ohne Kosten. Wichtig ist dabei, die Koordination von Atem-, Arm- und Beinrhythmus.

Neueste Studien zeigen, dass langes Sitzen und wenig Bewegung krank machen und genauso gesundheitsschädlich sind wie starkes Rauchen!!!

69 Unsere Gehirnfunktion und das menschliche Bewusstsein als Rhythmustakter nutzen!

Die normale Lebenstätigkeit des menschlichen Organismus ist durch einen periodischen Wechsel von Aktivität und Ruhe, von Nahrungsaufnahme und Nahrungsverbrauch, von Arbeit und Erholung, von Wachsein und Schlaf geprägt. Je harmonischer dieser Rhythmus der Lebensprozesse abläuft, desto wohler fühlt sich der Mensch, desto höher sind seine Leistungen. Jede Störung des Rhythmus führt zu einer Leistungsminderung.

Es ist bekannt, dass sich Ruderer durch die gut eingespielte Rhythmik ihrer Mannschaft am schnellsten fortbewegen. Wehe aber, nur einer im Achter schlägt einmal daneben – schon entsteht ein Tempoverlust. Es ist sicherlich auch bekannt, dass jeder Langstreckenläufer einen bestimmten Rhythmus hat und dass er versucht, die Gegner aus ihrem Laufrhythmus herauszubringen. Gelingt das, verlieren diese schlagartig an Boden.

Die rhythmische Tätigkeit des Organismus kann durch Taktgeber bestimmt werden. Beim Rudersport hat der Steuermann diese Funktion. Auch die Tanzmusik ist ein solcher Taktgeber. Sie versetzt in rhythmische Bewegung und wenn zwischen dem Musikrhythmus und dem Bewegungsrhythmus Übereinstimmung, das heißt Resonanz besteht, fühlen sich die Tänzer wohl und erleben Freude.

Der Mensch als bewusstes Lebewesen kann mit seinem Denken Taktgeber komplizierterer Art entwickeln und diese mit dem eigenen Verhalten in Einklang bringen, indem er sich einen regelmäßigen Tages-, Wochen- oder Monatsablauf schafft. Dabei ist unter anderem der 24-Stunden-Rhythmus zu beachten, innerhalb dessen die Schlafzeit, die Zeit der Nahrungsaufnahme, die Arbeits- und die Freizeit nach einem bestimmten System ablaufen. Sie haben vielleicht selbst schon einmal erlebt, dass Missempfinden eintritt, wenn die gewöhnlich streng programmierte Woche durch einen Sonntag ohne feste Zeiteinteilung und Aufgabenstellung unterbrochen wird. Frönen Sie einem solchen „In-den-Sonntag-Hineinleben", so sind Sie am Ende nicht erholt, sondern niedergeschlagen und mürrisch, weil Sie sich gelangweilt haben. Wenn Sie dagegen auch Ihre freie Zeit nach einem Programm gestalten, gewährleisten Sie die Aufrechterhaltung des eignen Arbeits- und Lebensrhythmus und können die Mußestunden voll genießen.

Das Gestalten eines Tagesrhythmus kostet zunächst Energie. Ist er aber gut ausgebildet, dann haben Sie eine Synchronisation des Organismusrhythmus mit dem Umweltrhythmus erreicht und Sie befinden sich in einem angenehmen, wohltuenden Zustand, aus dem Sie auch Schwierigkeiten und andere äußere Einflüsse, z. B. Stress, nicht so leicht herausbringen können.

70 Standardisiertes chronobiologisches Tagesprogramm vermittelt den Einsatz des Taktgebers menschlichen Bewusstseins

In einem naturheilkundlichen Kurzentrum in Davutlar (Westtürkei) habe ich 2004 mit dem Chefarzt des Kurzentrums, Dr. Yasar Yilmaz, ein standardisiertes, sich täglich wiederholendes Tagesprogramm eingeführt. Bis 2020 haben das über 17.000 Kurgäste absolviert. Mit diesem Programm konnten die Heilerfolge verbessert und die Menschen in Ihrer Zeitwahrnehmung und Zeitgestaltung verändert werden.

In Briefen teilten Kurgäste mit, dass sie nach dieser Kur ganz andere Menschen geworden sind. Diese Kurgäste bekamen Empfehlungen, wie sie nach der Rückkehr in ihr alltägliches Lebensmilieu einen Lebensstil entwickeln können, der sich näherungsweise an den circadianen Rhythmen adaptiert. Es wurde damit eine Kohärenz zwischen den Körperfunktionen und dem circadianen Rhythmus am Heimatort hergestellt.

Die Dauer der Kur muss aber mindestens drei Wochen sein. Kurgäste mit zwei Wochen Dauer haben es nicht immer geschafft, sich zu Hause in den Rhythmus einzutakten.

71 Regelmäßiger Tagesablauf der Asklepioskur als Standard

Die Asklepioskur in Natur-Med, Davutlar, besteht aus einem chronobiologisch streng orientierten Tagesprogramm, das sich täglich wiederholt.

Schlaf von 22:00–06:00 Uhr

6:15–6:30 Uhr leichte Dehngymnastik

1 ½ Stunden Bergwanderungen oder Wanderung am Strand des Ägäischen Meeres.

Ca. 45 Minuten im Thermalwasser baden zur Auflockerung der Muskeln. Zwischendurch kurze Abkühlung im Kaltwasser-Mineralwasserbecken.

20–30 Minuten Gesundheitsseminar

10–12 Minuten mental gesteuerte rhythmische Atmung wie bei Blutdruckentspannungstest (siehe Kapitel 68)

Frühstück

Nach dem Frühstück erfolgen physio- und hydrotherapeutische Applikationen.

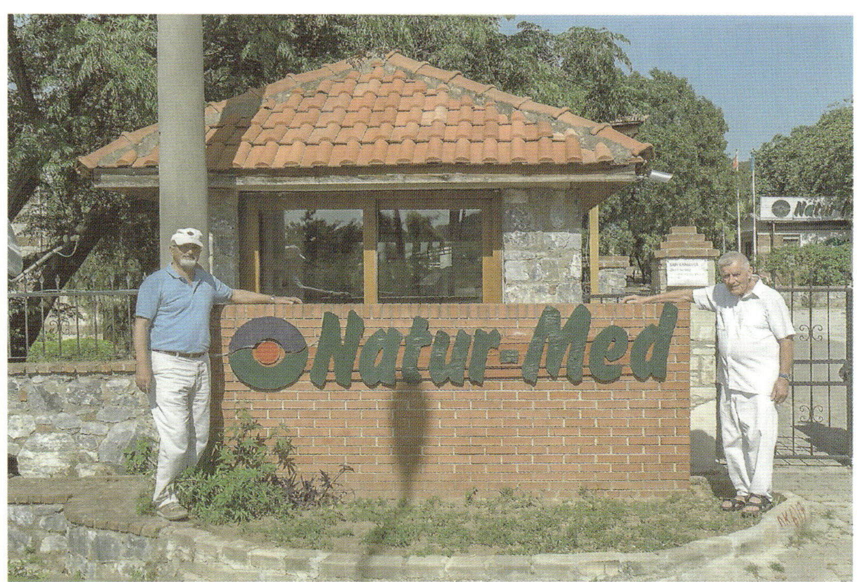

Abbildung 28: Natur-Med: links Dr. med. Yasar Yilmaz, rechts Prof. Dr. med. habil. Karl Hecht [Archiv Hecht]

13:00–14:00 Uhr Mittagessen

Nach dem Mittagessen ein gemeinsamer Minischlaf von 10–15 Minuten.

Nachmittag physio- und hydrotherapeutische Applikationen.

Wassergymnastik im Thermalwasserbecken.

Nach dem Abendessen Kulturprogramme, Freizeit, Wandern

72 Kohärenz zwischen Gehirn und Herzfunktion schafft rhythmische Ordnung im Menschen

Im Laufe eines Tages kann man beobachten, wie sich die Herzvariabilität im Chaos oder in Kohärenz, d. h. im Gleichgewicht zwischen beiden Hirnfunktionen befindet (Abbildung 25).

Stress, Depression und Angst schaffen Chaos in der Herzfrequenzvariabilität (links im Bild). Wenn der Mensch sich auf die Herzfunktion oder auch auf die rhythmische Atmung konzentriert und dabei an etwas Positives denkt, ordnet sich die Herzfrequenzvariabilität als Zeichen der Kohärenz zwischen Gehirn- und Herzfunktion (im Bild rechts). Der Mensch fühlt sich dabei wohler und kann klarer denken. Die Mitarbeiter des HeartMath-Instituts stellten nämlich fest, dass positive Gefühle die Konzentration des Menschen auf sein Inneres, sowohl die Herztätigkeit als auch die Gehirntätigkeit, positiv, leistungsstimulierend beeinflussen, also Kohärenz herstellen. Hirn- und Herzaktivität stellen eine Einheit dar.

Man muss wissen: Wir können durch mental gesteuertes Atmen, Inneneinkehr und positives Denken und Fühlen unsere Herzfunktion und Hirnfunktion optimal regulieren. Wie wir schon erwähnt haben, geht das mit dem Blutdruck in gleicher Weise. Der Blutdruck wird von Kennern als der „Seismograph der Seele“ bezeichnet.

Kohärenz bedeutet Koordination, Abstimmung, und entspricht im menschlichen, rhythmisch funktionierenden Körper der Resonanz.

Weitere Erkenntnisse der Kohärenzkonzeption des kalifornischen HeartMath-Instituts:

1. Die Herzfrequenzvariabilität ist eine oder besser die normale Funktion des gesunden Menschen. Am ausgeprägtesten ist sie beim Säugling. Wenn sie nicht mehr vorhanden ist, d. h. wenn alles gleich verläuft: Herzschlag, Intervalle zwischen zwei Herzschlägen, so ist das ein Zeichen der Regulationsstarre und des bevorstehenden Todes. Mit der Herzfrequenzvariabilität ist auch der psychobiologische Alterungsprozess zu messen. Sie nimmt mit zunehmendem Alter ab.
2. Die Kohärenz der Herz-Hirntätigkeit ist durch unsere geistig-emotionelle Tätigkeit, durch unser Bewusstsein herbeizuführen, z. B. durch positives Denken und Fühlen, durch konzentriertes Atmen, durch Meditation und Yoga. Mit diesen einfachen Techniken kann man Ordnung in seinem Inneren schaffen und Lebensqualität und Leistungsfähigkeit optimieren.
3. Chronischer Stress, posttraumatisches Stresssyndrom, Angst, Depressionen schaffen Chaos und zerstören die Kohärenz zwischen Herz und Gehirn. Folgen davon sind Schlafstörungen, hoher Blutdruck, Rückenschmerzen. Anfälligkeit für Infektionen, Impotenz, Unfruchtbarkeit u. a.
4. Diesen Belastungen der gegenwärtig stark gestressten Gesellschaft kann man mit Herbeiführen der Kohärenz, wie schon erwähnt, durch Konzentration des Bewusstseins auf rhythmisches Atmen, und positiven Gedanken und Gefühlen, entgegenwirken.

Jede stressbedingte Herzbeschleunigung und jeder stressbedingte hohe Blutdruck kann auf diese Weise normalisiert werden. Dieses einfache auf sich und auf seine Herz- und Atmungsfunktion mit positiver Einstellung Wirken ist das Grundprinzip aller östlichen Relaxationstechniken, wie z. B. Meditation und Yoga.

Mit der Kohärenzmethode wurde im HeartMath-Institut auch festgestellt, dass klassische und Folkloremusik zur Kohärenz

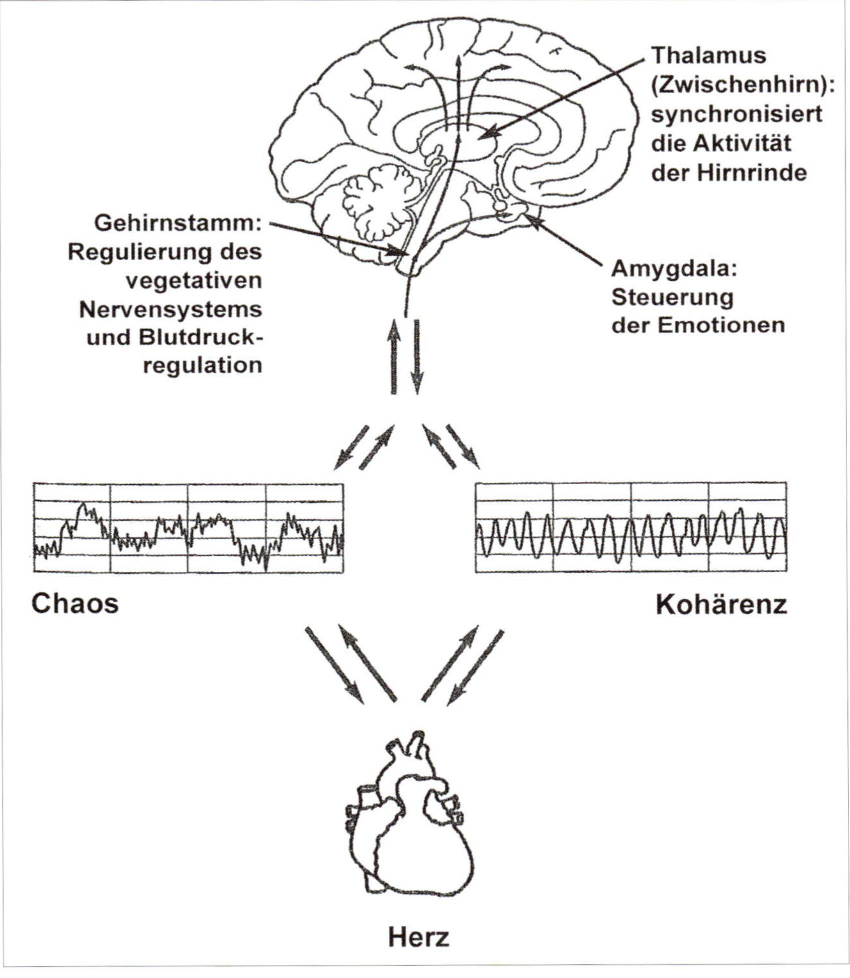

Abbildung 29: Schematische Darstellung der Kohärenz-Chaos Konzeption des kalifornischen HeartMath-Instituts auf der Basis der Wechselbeziehung zwischen Gehirn und Herzfunktion [nach Rollin McCraty 1998, modifiziert durch Hecht, Quelle: Hecht: Zum richtigen Umgang mit dem niedrigen und hohen Blutdruck]

zwischen Kopf- und Herzfunktion und somit zur seelischen Ausgeglichenheit führen kann. Pop- und Rockmusik schafft dagegen Chaos. Mit dieser Erkenntnis ist auch zu erklären, dass Popstars den Alkohol und den Drogen verfallen und häufig nicht sehr alt werden.

Das sollte in der Prävention von Herz-Kreislauf-Erkrankungen, besonders bei jungen Menschen, beachtet werden. Klassische Musik heilt! Pop- und Rockmusik machen krank!

73 Soziale Kohärenz

Rolin McCray, Direktor des Heart-Math-Instituts (in Boulder Cree, Kalifornia), berichtete in einem Artikel für die Zeitschrift „Alternative Therapies“ 16/4 2010 über die Kohärenz zwischen Menschen. Der Titel des Artikels: „Kohärenz, die Brücke der persönlichen, sozialen und globalen Gesundheit.“

Untersuchungen im Heart-Math-Institut haben gezeigt, dass Menschen, die sich sympathisch sind, z. B. Mann und Frau, die sich lieben, kohärente Herzrhythmen ausweisen. Die Kohärenz konnte auch bei Menschen festgestellt werden, die einer Gruppe angehören, die gleiche Aufgaben, gleiche Ziele, gleiche Ideologien haben.

Mit den Untersuchungen wurde gezeigt, dass die Herzen zweier Menschen im gleichen Rhythmus laufen, auf der gleichen Wellenlänge schlagen können. Auch andere Funktionen können im gleichen Takt kohärent einhergehen. Einige Chronobiologen haben beschrieben, dass zum Beispiel in Nonnenklöstern und in Mädchenpensionaten bei sich immer wiederholenden Tagesabläufen die Menstruation dieser Frauen und Mädchen immer gemeinsam an den gleichen Tagen ablief. Die Kohärenz (Synchronisation) des REM-Zyklus von Paaren im gemeinsamen Schlaf ist auch beschrieben worden und von mir selbst nachgewiesen worden.

74 Paare schlafen im gleichen REM-Schlafrhythmus

Das Schlafverhalten eines idealen Paares möchten wir noch ein bisschen unter die Lupe nehmen.

Die von T. J. Allan Hobson durchgeführten Untersuchungen zeigten folgende interessanten Ergebnisse: Wenn beide Partner, eng aneinanderliegend, zur gleichen Zeit einschliefen, dann durchliefen sie die REM-Zyklen synchron, woraus sich auch eine Bewegungssynchronisation ergab. Nun kam es vor, dass einer der beiden bereits eingeschlafen war und der andere noch wach lag. In diesen Fällen wird ein Partner zum stärksten Reiz für den anderen. Das heißt, wenn der eine eingeschlafen ist und der andere sich herumwälzt, dann wird der Schlafende wieder geweckt. Das Wecken des anderen kann willkürlich, aber auch unwillkürlich erfolgen. Wenn nun beide wieder wach sind, dann ist für sie quasi der REM-Verlauf wieder in die Nullposition zurückgestellt und beginnt von neuem. Finden beide den Schlaf, dann wird die Synchronisation eingeschaltet. Nunmehr verlaufen die

Zyklen REM-Schlaf, die Veränderungen der Lagepositionen und bewegungslose Phasen in einer relativen Kooperation, d. h. in einer harmonischen Abstimmung

Dieses Zusammenspiel von zwei Menschen während des Schlafs fördert die Erholung. Solch eine Schlafsynchronisation von Paaren scheint aber nur dann vorzuliegen, wenn diese auch am Tage harmonieren. Wir haben in zwei verschiedenen Räumen unseres Schlaflabors der Charité 1983 ein junges Ehepaar untersucht. Hierbei stellten wir fest, dass bei der Bewegung des einen Partners beim anderen Partner „arousal-reactions" (Aktivierungsreaktionen) im Schlafpolygramm registriert wurden. Gleichzeitig registrierten wir eine relative Koordination der Verläufe der REM-Zyklen. Das Zusammenspiel der beiden Partner im Schlafverhalten war offensichtlich so stark ausgeprägt, dass dieses auch durch räumliche Trennung mittels einer dünnen Wand erhalten blieb. Bei einem älteren, sehr zerstritten lebenden Ehepaar konnte keine Synchronisation im Schlafverhalten nachgewiesen werden.

Diese Ergebnisse konnten an fünf aufeinander folgenden Tagen uneingeschränkt reproduziert werden!

Bei zerstrittenen Paaren sind, wenn sie gemeinsam im Bett liegen, Aversionslinien nachweisbar, sie haben auch eine schlechte

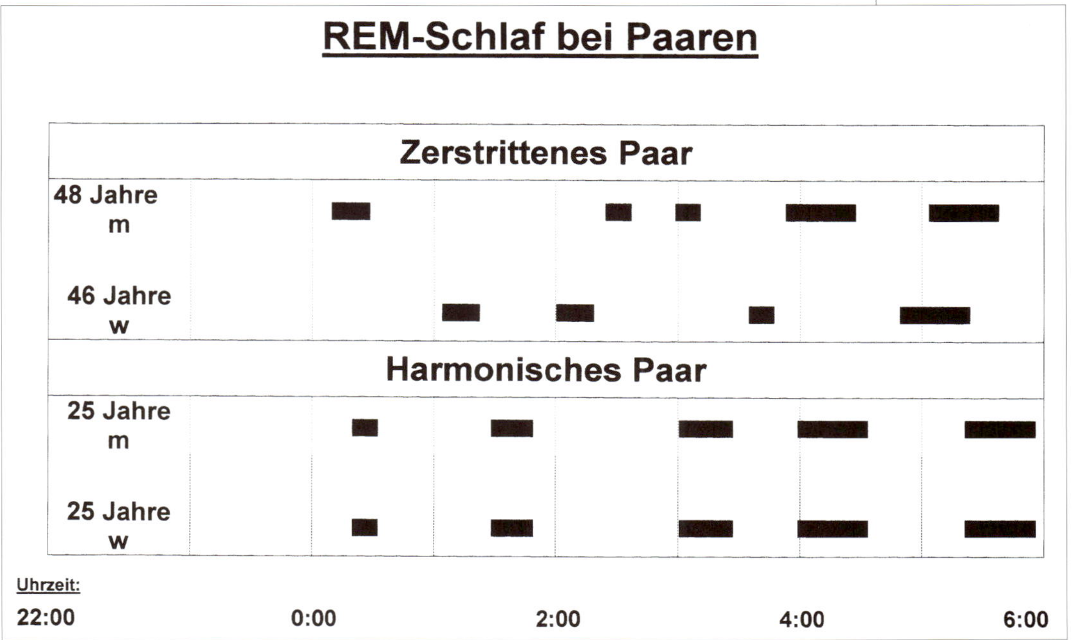

Abbildung 30: REM-Schlafphasen von Schlafprofilen.
Oben: zerstrittenes Paar
Unten: harmonisierendes Paar [Hecht Archiv]

Abbildung 31: Links: Ein harmonisches Paar reflektiert den Gleichklang des Tages auch im „abgestimmten" Liegen während des Schlafs. Rechts: „Aversionslinien" charakterisieren ein zerstrittenes Paar auch während des Schlafs [Hecht 1993]

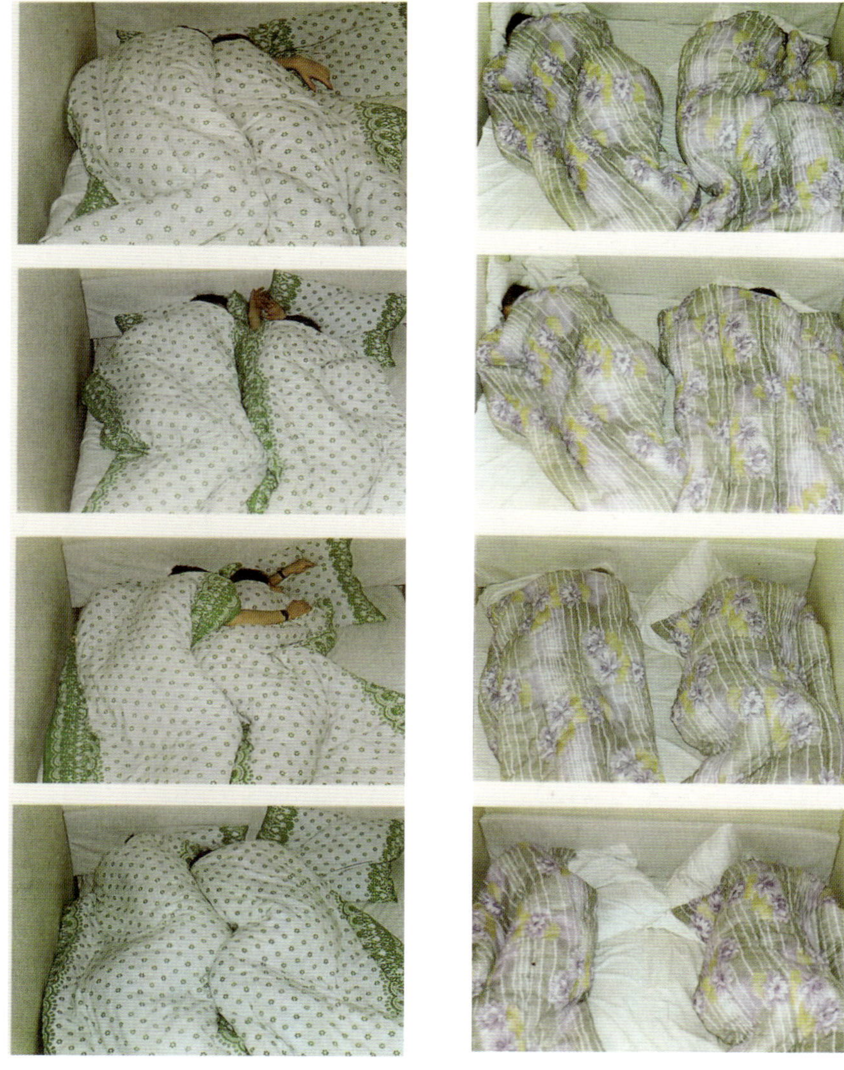

Schlafqualität. Einer ärgert sich über den anderen. Ihre Nebennieren schütten Stresshormone ins Blut, die den Schlaf hemmen oder dessen Qualität mindern sowie das Wachsein stimulieren.

Diese Beispiele zeigen, dass wir anhand der Kohärenz (Synchronisation) der Herzfunktion und anhand elektrophysiologischer Hirnfunktionen die seelischkörperliche (psychophysische) Harmonie messen können.

Derartige Kohärenz der gleichlaufenden synchronisierten REM-Schlafzyklen konnte ich in den letzten Jahrzehnten häufiger mit dem automatischen ambulanten elektrophysiologischen Schlafanalysator (AAESA) im Schlafzimmer von Paaren registrieren.

Dazu möchte ich noch ein Beispiel anführen. Ein Ehepaar, beide 70 Jahre alt, baten mich um die Registrierung ihres Schlafs mit dem AAESA. Als ich am nächsten Morgen ihre Schlafprotokolle vorliegen hatte, war ich überrascht, in welch guter Kohärenz sich ihre beiden REM-Schlafzyklen befanden. Ich gestattete mir die Frage: Wie lange sind Sie verheiratet? Antwort: 1 Jahr. „Alte Liebe rostet nicht!"

Die Kohärenz von rhythmischen körperlichen und geistigen Lebensprozessen sollte in die Diagnostik der Zukunft eingehen.

Merke: Die Grundlagen von Harmonie und Sympathie sind Resonanz und Kohärenz der rhythmischen Funktionen.

75 Auch beim Nordic Walking ist die Kohärenz zwischen Schritt, Atemrhythmus und Herzrhythmus wichtig!

Das wird durch Untersuchungen des Physiologen Paul Anders schon 1929 in wissenschaftlichen Untersuchungen nachgewiesen. Diese Ergebnisse wurden mit dem Titel „Über den individuellen Eigenrhythmus beim menschlichen Gange und seine Beziehung zum Rhythmus der Herz- und Atemtätigkeit" in der Zeitschrift Pflügers Archiv 220/1928, S. 287-299 publiziert.

Nachfolgend seine kurze Zusammenfassung.

„Es wird geprüft, ob die weitverbreitete Ansicht vom Vorhandensein eines persönlichen Bewegungsrhythmus und sinnvoller Beziehungen desselben zum Rhythmus der Atem- und Herztätigkeit, die vor allem in den Anschauungen der modernen ‚rhythmischen Gymnastik' eine Rolle spielt, zu Recht besteht. Die Ergebnisse sind:

Es besteht ein persönlicher (adäquater) Rhythmus. Dieser findet seinen Ausdruck in einem spontan immer wieder gewählten Bewegungstempo, ebenso in der puls- und Atemfrequenz.

Es besteht eine Korrelation dieser Rhythmen. Spontanes Bewegungstempo, Puls- und Atemfrequenz stehen in gewissen, individuell typischen Beziehungen zueinander. Besonders fand sich bei allen 5 untersuchten Kindern und bei 2 von den 10 untersuchten Erwachsenen ein genaues 1:1-Verhältnis von Puls zu Schritt oder wenigstens eine sehr starke Tendenz dazu.

Es finden sich 2 Gruppen von Personen; bei der einen ist der Puls von Einfluss auf das Bewegungstempo, bei der anderen besteht ein solcher Einfluss offensichtlich nicht, sondern das Bewegungstempo wird ohne Rücksicht auf den Puls festgehalten."

76 Der Hildebrand'sche Rhythmus-Index: 1 Atemzug = 4 Herzschläge

Der Marburger Professor für Arbeitsphysiologie und Rehabilitation der Universität Marburg, Experte der Chronomedizin (ein guter Freund von mir), hat herausgefunden, dass das Verhältnis von Atem- und Herzrhythmus 1:4 optimal funktioniert. Er verwendet es z. B. als Kriterium für einen Kurerfolg. In der internationalen Literatur wird dieser Befund als Hildebrand'scher Rhythmus-Index bezeichnet. Während dieser Rhythmus-Index in Russland vielen Ärzten bekannt ist, ist er in Deutschland fast unbekannt.

77 Biologische Rhythmen im Menschen und ihre Entsprechungen in der Musik

Professor Dr. Gunther Hildebrandt, einer der Väter der Chronomedizin, zeigt, wie die rhythmischen Prozesse im gesunden menschlichen Organismus den harmonikalen Naturgesetzen folgen und ihn im wahrsten Sinne des Wortes zu einer Musikphysiologie werden lassen.

Nachfolgend soll diese Arbeit von Hildebrand in seinem Thema vorgestellt werden.

„Es besteht Grund genug, nach biologischen Zeitstrukturen im Menschen zu fahnden, die als Äquivalente oder Reagenten für das musikalische Tun und Erleben in Betracht kommen."

„Die durchscheinende harmonische Ordnung verschiedener Atmungs- und Kreislaufrhythmen ist gegenüber Leistungsanforderungen labil und muss in Ruhe und Erholung immer wieder regeneriert werden."

„Bei akustischen Reizen wird auch die Tonhöhe in der nervalen Rhythmik abgebildet."

„Die Rhythmen des Stoffwechselsystems stehen untereinander in einfachen ganzzahligen Frequenzbeziehungen, unterliegen also einer harmonisch-musikalischen Ordnung."

„Wahrscheinlich sind bereits in jeder einzelnen Zelle musikalisch-harmonische

Zeitstrukturen verankert, die den harmonischen Intervallproportionen entsprechen.“

„Bei Patienten mit funktionellen Herz- und Kreislaufstörungen ohne organischen Befund ist ein völliges Fehlen der ganzzahligen-harmonischen Abstimmung zwischen Herzrhythmus und Arterienschwingung festzustellen. Beim gesunden Menschen ist diese harmonische Abstimmung intakt, wodurch bis zu 30 % der Herzenergie eingespart werden kann.“

„Wenn durch therapeutische Maßnahmen die Selbstordnungskräfte des Organismus angeregt werden, lässt sich dies an einer Harmonisierung der rhythmischen Ordnung nachweisen.“

„Atmungs- und Pulsrhythmus stehen in besonders enger Beziehung zu musikalischem Erleben und musikalischer Bewegung.“

„Die Tonempfindungen müssen dem Bereich der Informationsrhythmik zugeordnet werden, in welchem die Gesetzmäßigkeiten harmonikaler Ordnung wirksam werden.“

„Die Grundelemente des Musikalischen können sämtlich zugleich als Funktions- und Organisationsprinzipien der Zeitstrukturen im Menschen aufgefunden werden.“

„Der reagierende Organismus hält Harmonien bereit, mit denen der Gesamtzusammenhang der Zeitstruktur gewahrt werden kann.“

„Die Merkmale einer musikalisch-harmonischen Ordnung werden besonders intensiviert, wenn der Mensch schläft und sie bilden eine wichtige Voraussetzung für die nächtliche Erholung und Regeneration.“

„Die Untersuchung der ganzen zeitlichen Organisation des Menschen macht deutlich, dass für alle Grundelemente der Musik adäquate Funktionsmerkmale aufgefunden werden können.“

„Atmung und Herzrhythmus bilden eine organische Grundlage für rhythmisch-musikalisches Empfinden und Handeln.“

Schlussfolgerung:

1. Komponisten sollten mit der Methode von Gunther Hildebrandt die Wirkung ihrer Werke überprüfen!
2. Das Bewusstsein des Menschen, seine Vernunft, erweitert sich als ein vorteilhafter Rhythmustaktgeber des Menschen.

78 Störfaktoren für den circadianen Rhythmus

Wie berichtet, verlaufen alle Funktionen des Tagesrhythmus bei Ausschaltung der Umweltfaktoren in einem 25-Stunden-Rhythmus, der von Menschen und Säugetiere in der Evolution verinnerlicht wurde. Deshalb werden Zeitgeber benötigt, die den verinnerlichten 25-Stunden-Rhythmus auf den heutigen 24-Stunden Tagesverlauf umkodieren.

Zeitgeber sind das Sonnenlicht, die Schumann'sche Resonanz, die Geomagnetische Sphäre, die tägliche Uhrzeit und ein streng organisierter regelmäßiger Tageslebensstil mit Hilfe des Bewusstseins. Diese Zeitgeber-Justierungsfunktion ist für alle Lebewesen ein Vorteil, ein Geschenk der Natur, weil er sich flexibel an die ständigen Wechsel der Umwelt anpassen kann. Durch das Geschenk der Natur sind wir aber auch sehr naturverbunden, vor allem mit dem natürlichen Hell-Dunkel-Rhythmus, in dem das Sonnenlicht der dominierende Faktor ist. Wir sind aber auch gegen Störungen, die nicht der Natur entsprechen, sehr empfindlich. Wenn wir wider diese Naturzeitgeberfunktionen leben, kommt es zu Störungen in der gesamten Regulation.

Nachfolgend werden die wichtigsten Störer der rhythmischen Regulation angeführt, die die Gesundheit des Menschen, der in der heutigen technisierten Welt leben muss, erheblich belasten, ohne dass sie diese wahrnehmen oder wahrnehmen wollen.

79 Schichtarbeit und Nachtarbeit sind gegen die Natur des Menschen

Während der Nachtarbeit findet die Umkehr der Funktionen des Menschen statt. Statt zu schlafen und sich zu regenerieren, muss der Mensch arbeiten. Statt Melatoninhormon für das Schlafen muss der Körper Kortison produzieren, damit er aktiv ist. Wenn der Nachtarbeiter am Tage schlafen möchte, stört ihn der hohe Kortisonspiegel im Blut und das fehlende Melatonin.

Der Nachtschichtarbeiter findet keine reale Erholung und wird ständig von einer Müdigkeit geplagt, die seine geistige und körperliche Leistungsfähigkeit einschränkt. Nachtschichtarbeiter leiden an chronischen Schlafstörungen, weil sich die chronobiologische Rhythmik nicht in der natürlichen Schwingung befindet.

Am belastendsten ist das Wochenwechsel-Schichtsystem, weil keine Anpassung an die Rhythmen, die zu der jeweiligen Schicht gehören, erfolgen kann. Die dauernde Müdigkeit und der nichterholsame Schlaf führen bei langfristiger Schichtarbeit zu gesundheitlichen Schäden.

Schichtarbeiter leiden an Herz-Kreislauferkrankungen, Magen- und Darmbeschwerden, innerer Unruhe und an permanenter Müdigkeit mit Einschränkung der geistigen und körperlichen Leistungsfähigkeit.

80 Nonstop-Gesellschaft lebt gefährlich

In seinem Buch „Die Nonstop-Gesellschaft“ legt Moore-Ede, Direktor des Instituts für Chronophysiologie an der Medizinischen Fakultät der Harvard-Universität, die Risikofaktoren und Grenzen menschlicher Leistungsfähigkeit in der 24-Stunden-Welt dar. Er kritisiert, dass der Mensch durch das Tempo der technischen Neuerungen überfordert wird, dass sich der Mensch bezüglich des Umganges mit der Zeit und seiner natürlichen biologischen Rhythmen eine Welt geschaffen hat, die für ihn nicht geschaffen ist [Moore-Ede 1993]. Er erläutert dieses Postulat mit folgenden Worten:

„Unser Körper war dazu geschaffen, tagsüber zu jagen, nachts zu schlafen und nie mehr als ein paar Dutzend Kilometer zwischen Sonnenauf- und -untergang zurückzulegen. Inzwischen arbeiten wir und amüsieren uns zu jeder Tages- und Nachtzeit, wir sausen mit Düsenflugzeugen auf die andere Seite des Erdballs, und wir treffen lebenswichtige Entscheidungen oder kommunizieren per Computer mit ausländischen Börsen in den frühen Morgenstunden.“

Die Folge davon sind sogenannte Konflikte mit der Zeit, welche Zeitkrankheiten, wie das Schichtfehlanpassungssyndrom, hervorrufen. Die Symptome des Schichtfehlanpassungssyndroms beschreibt Moore-Ede wie folgt [Moore-Ede 1993]:

Akute Form (innerhalb eines Monats)	Chronische Form (5 Jahre und mehr)

• Schlafstörungen
• Schlafdefizit
• Übermäßige Müdigkeit und Schlafneigung am Tage
• Erhöhte Neigung zu Fehlleistungen und Fehlentscheidungen
• Erhöhtes Unfallrisiko
• Soziale Probleme mit Familie und Gesellschaft
• Erhöhung des Krankenstandes in der Gesellschaft
	• chronische Schlafstörungen
	• Erkrankung der Herzkranzgefäße
	• Störung der Herz-Kreislauf-Regulation
	• Erkrankung des Verdauungssystems
	• Erhöhte Ausfallzeiten am Arbeitsplatz
	• Fehlverhalten und Fehlentscheidungen
	• Neurotizismus
	• Soziale Probleme:
	  ○ Erschöpfungssyndrom
	  ○ Frühinvalidität

81 Nachtschichtarbeit- erhöhtes Risiko für Verkehrs- und Arbeitsunfälle

Martin Moore-Ede hat festgestellt, dass durch das Schichtfehlanpassungssyndrom auch Verkehrsunfälle und Arbeitsunfälle verursacht werden. In seinem Buch beschreibt er diese folgendermaßen:

„Aus unseren Untersuchungen über Industriefirmen geht immer wieder hervor, dass Schichtarbeiter auf Landstraßen und Autobahnen zweimal so häufig Unfälle verursachen wie tagsüber Beschäftigte. Nachdem sie die ganze Nacht bei der Arbeit gegen ihre Müdigkeit angekämpft haben, fallen ihnen viel zu oft auf der Heimfahrt die Augen zu. Wenn man bedenkt, dass der nationale Verkehrssicherheitsrat die jährlichen Kosten für Verkehrsunfälle mit 49 Milliarden Dollar veranschlagt und dass zehn Prozent der arbeitenden Bevölkerung nachts oder in Wechselschichten tätig sind (wobei man diese Zahl um den Anteil der Auto fahrenden, aber nicht um diese Zeit berufstätigen Bevölkerung berichtigen muss), dann kann man davon ausgehen, dass sich die Kosten für diese ganz spezielle Unfallursache jährlich allein in den USA auf zwei bis drei Milliarden Dollar summieren.

Oder nehmen wir die Arbeitsunfälle mit Verletzungs- oder Todesfolgen in der Industrie. Das National Safety Council schätzt, dass diese Unfälle die amerikanische Volkswirtschaft jährlich 37 Milliarden Dollar kosten. Wir wissen, dass sich die Zahl der Fehler durch Unaufmerksamkeit, die letztlich die Ursache vieler derartiger Unfälle sind, bei Nacht- oder Wechselschichten verdoppelt oder verdreifacht. Wenn wir nun den prozentualen Anteil dieser Schichtarbeit berücksichtigen, können wir davon ausgehen, dass menschliche Übermüdung in rund um die Uhr laufenden Betrieben allein Kosten von ein oder zwei Milliarden Dollar verursacht.

Wie hoch belaufen sich nun die Gesamtkosten für alle Unfälle, die in unserer Nonstop-Welt durch menschliche Müdigkeit verursacht werden? Ich habe diesen Berechnungen in erster Linie die Zahlen aus den Statistiken der US-Wirtschaft zugrunde gelegt. Bei der Schätzung der weltweiten Kosten bin ich von der Tatsache ausgegangen, dass der Anteil der amerikanischen Volkswirtschaft an der Weltwirtschaft etwa 20 Prozent beträgt, und darum habe ich die mir zur Verfügung stehenden Zahlen entsprechend multipliziert. Ich habe die jährlich rund 10 Milliarden Dollar betragenden Katastrophen-Kosten der ganzen Welt zugeordnet, auch wenn die USA hin und wieder das Hauptopfer darstellen, wie im Falle des Exon-Valdez-Unglücks. Hier also meine Schätzungen:

Art der durch menschliche Müdigkeit verursachen Unfälle	Kosten in den USA (in Mrd. $)	Kosten weltweit (in Mrd. $)
große Katastrophen (Exxon Valdez, Tschernobyl, Bhopal)	2	10
kleinere Katastrophen (Flugzeugabstürze, größere Werksexplosionen)	5	25
Industrieunfälle mit Verletzungsfolgen und tödlichem Ausgang	1,5	7,5
Lkw-Unfälle	5	25
Autounfälle von Nachtschichtarbeitern	2,5	12,5
Gesamtkosten aller Unfälle, die p. a. durch menschliche Müdigkeit verursacht werden	16	80

82 Auch das Handy und Fernsehen machen die Nacht zum Tage

Das Schichtfehlanpassungssyndrom trifft nicht nur für die Schichtarbeiter zu, sondern auch für junge Menschen, deren Arbeit mit Reisen, vor allem Flugreisen, verbunden ist. Auch diejenigen, die eine ausgeprägte Handy- und Internetsucht ausweisen.

Die Medien- und Handysucht als Schlafstörer hat nach einem Bericht des Deutschen Ärzteblatts 113/49 vom 09.12.2016 epidemisches Ausmaß. Wiederholte Untersuchungen in Deutschland und den USA ergaben, dass die chronische Müdigkeit am Tage massenhaft verbreitet ist. Das gilt für Erwachsene und Kinder.

Die Ursachen hierfür sind sehr häufig die Handy- und Mediensucht!!!

Martin Moore-Ede: Diese Nonstop-Gesellschaft ist nicht das Richtige für die Menschen. Moore-Ede berichtet in seinem Buch mit Beispielen, wie man das Schichtarbeitssystem durch Zeitplanung und Humanisierung erträglich organisieren kann. Das kann aber kein Standard sein, sondern muss nach der Struktur und den Aufgaben des Unternehmens gestaltet werden

83 Schichtarbeit und Schlaf

In allen industrialisierten Ländern ist die Schichtarbeit weit verbreitet. Sie bringt für die Gesundheit des Arbeiters, besonders für seinen Schlaf, manchmal nicht unerhebliche Probleme mit sich. Es gibt zwar Menschen, besonders junge, die sich an die Schichtarbeit schnell und gut gewöhnen können; anderen dagegen wird die Schichtarbeit zur Last. Das Schlafdefizit wächst in solchen Fällen an und der Weg zur chronischen Schlaflosigkeit ist festgelegt.

Schlafgestörte sollten Schichtarbeit möglichst meiden!

Zu den Beziehungen zwischen Schlaf und Schichtarbeit gibt es in den letzten Jahren umfangreichere Untersuchungen: Der Schlafforscher Knauth untersuchte 18.352 Schichtarbeiter. Dabei stellte er fest, dass am häufigsten ehemalige Schichtarbeiter an Schlafstörungen leiden. Diese mussten häufig die Schichtarbeit wegen Schlafstörungen aufgeben. Unter Arbeitern mit ständiger Nachtschicht waren 35–55 % schlafgestört. Verschiedene andere Untersuchungen zeigen, dass Schichtarbeiter vermehrt an psychovegetativen (psychosomatischen) Beschwerden leiden (Unruhe, Kopfschmerzen, Herzbeschwerden, Schweißausbrüche, vorzeitige Ermüdbarkeit). Knauth und Akerstedt fanden heraus, dass Nachtschichtarbeiter grundsätzlich im Durchschnitt zwei Stunden weniger schlafen als Tagesschichtarbeiter.

Das Defizit an Schlaf bei Schichtarbeitern kann geringer gehalten werden, wenn die Nachmittagszeit 14:00–16:00 Uhr zum Schlafen mitgenutzt wird. Der Tagesschlaf der Schichtarbeiter (untersucht im Schlaflabor) ist häufig unterbrochen und zeigt einen häufigen Stadienwechsel. Nach dem vierten „Nachtschichtarbeitstag“ stieg die Fehlerzahl bei der Lösung der gestellten Aufgaben an. Die Schlafmediziner sind der Meinung, dass diese Leistungseinschränkung in erster Linie auf das angehäufte Schlafdefizit zurückzuführen ist. Deshalb sollte die Schichtarbeit so organisiert werden, dass das Schlafdefizit möglichst gering bleibt.

Empfohlen wird das sogenannte „schnell rotierende Schichtsystem“ mit folgendem Ablauf:

Erster Tag:	Frühschicht
Zweiter Tag:	Spätschicht
Dritter Tag:	Nachtschicht

Danach 24 Stunden arbeitsfrei usw. Wochenenden und Feiertage gehen mit in dieses Schichtsystem ein.

Eine Studie in Schweden ergab zum Beispiel, dass ein Schichtsystem im „Rückwärtsgang“ weniger belastend ist. Das bedeutet folgende Reihenfolge: Frühschicht, Nachtschicht, Spätschicht, arbeitsfrei usw.

84 Unregelmäßiges Schlaf-Wach-Muster

Bei Menschen mit einem irregulären Schlafmuster treten Schlafperioden zu nicht vorhersagbaren Zeitpunkten während eines 24-Stunden-Tages auf. Die Gesamtschlafdauer innerhalb von 24 Stunden beträgt gewöhnlich sechs bis acht Stunden, die Schlafzeiten sind aber völlig zerstückelt und wahllos über den ganzen 24-Stunden-Tag verteilt. Das irreguläre Schlafmuster findet man meistens bei Patienten mit chronischen hirnorganischen Krankheiten, bei denen die Zeitwahrnehmung gestört ist.

85 Jetlag-Syndrom

Mit diesem Begriff wird eine Erscheinung beschrieben, die bei Langstrecken Flügen über mehrere Zeitzonen der Erde reichen, d. h. bei schnellen Ortszeitveränderungen, auftreten. Sie äußern sich in

- Befindensstörungen (Schwindel, Übelkeit, Mattigkeit)
- Verdauungsbeschwerden
- Kopfschmerzen
- Gedächtnis- und Konzentrationseinschränkungen
- Verminderung der geistigen Leistungsfähigkeit allgemein
- Denkblockaden
- Müdigkeit
- Schlafstörungen

Jetlag setzt sich aus den englischen Worten „Düsenflugzeug“ (Jet) und „Verzögerung“ (lag) zusammen. Damit wird zum Ausdruck gebracht, dass unsere innere Uhr sich am Ankunftsort so zeitverzögert verhält, als sei sie noch am Abflugort. Der circadiane Rhythmus der verschiedenen Körperfunktionen kann einer derartig schnellen Zeitverschiebung nicht im Tempo eines Flugzeugs folgen. Es besteht die Faustregel: 1 Stunde Zeitverschiebung = 1 Tag Anpassung an die neue Ortszeit. Bei 6 Stunden Zeitverschiebung bedeutet dies 6 Anpassungstage.

Nun gibt es aber diesbezüglich Besonderheiten:

- Bei jungen Menschen geht die Gewöhnung schneller als bei älteren.
- Abendtypen sind flexibler in der Neueinstellung der inneren Uhr als Morgentypen.
- Der Ost-West-Flug, d. h mit der Sonne (Zeitdehnung) wird besser angepasst als der West-Ost-Flug, d. h. gegen die Sonne (Zeitraffung).

Es gibt auch Möglichkeiten, der Anpassung an die neue Ortszeit nachzuhelfen: Generell gilt, unabhängig von der Ankunftszeit, sich in die neue Ortszeit einzutakten und am Tage nicht zu schlafen. Das ist meine Methode zur Anpassung an die neue Ortszeit. Sie hat sich bestens bewährt.

Anpassung vor der Abreise:

- Bei Ost-Westflügen an mehreren Tagen 1–2 Stunden später zu Bett gehen und aufstehen.
- Bei West-Ostflügen entsprechend 1–2 Stunden früher zu Bett gehen und früher aufstehen.
- Wenn der Flug nachts erfolgt, unbedingt im Flugzeug schlafen.
- Alkohol und Schlafmittel vermeiden.

Achtung! Wer am Abflugort regelmäßig über längere Zeit Medikamente nehmen muss, sollte den neuen Zeitplan mit dem Arzt besprechen. Er muss entscheiden, ob man die Medikamente nach dem alten Rhythmus oder nach dem Rhythmus der neuen Ortszeit einnehmen muss.

85.1 Anti-Jetlag-Pille

Das Melatonin, dessen Regulationsfunktion bei der Zeitumstellung stark gestört ist, kann helfen, die Anpassung an die neue Ortszeit zu beschleunigen. Hierbei spielen Zeitpunkt der Einnahme und Dosis, sowie die Art der Einnahme eine Rolle. Wenn das Melatonin „geschluckt“ wird, kann es im Verdauungstrakt zerstört werden. Besser ist es, die Tablette unter der Zunge zergehen zu lassen. Da Melatonin normalerweise in der Dunkelheit (Dämmerung) ins Blut gebracht wird, sollte es kurz vor dem Dunkelwerden des Ankunftsorts eingenommen werden.

Untersuchungen der Deutschen Lufthansa an Piloten bei Verabreichung von 5 Milligramm Melatonin zeigten, dass bei einer Desynchronisierungszeit von 12 Stunden (entspricht dem Flug London-Neuseeland), die Adaptationszeit nur 2 Tage in Anspruch nahm.

86 Fehlhandlungen von Vielfliegern als Folge des Jetlag-Syndroms

Bei häufiger Reisetätigkeit über Zeitzonen besteht ein Risiko für Leistungsabfall und für die Gesundheit. Für Politiker, Diplomaten und Wirtschaftsexperten kann dies erhebliche Folgen haben [Scheppach 1996].

1. Test bei amerikanischen Geschäftsleuten. Vor dem Start wurde ein Test durchgeführt. Es mussten zweistellige Zahlen voneinander subtrahiert bzw. miteinander multipliziert werden. Nach dem Flug von New York über Rom nach Manila (Philippinen) wurde erneut getestet. Keiner der sonst cleveren Manager war fähig, zweistellige Zahlen im Kopf zusammenzuzählen. Sie hatten aber den Auftrag, unmittelbar nach der Ankunft schwerwiegende Finanzverhandlungen zu führen.
2. 1982 musste der Außenminister der USA Alexander Haig Vermittlungen in der Falklandkrise realisieren. Nicht weniger als 22-mal überflog er die Zeitzonen. Schließlich musste er noch in einem 18-stündigen Flug von Argentinien nach England fliegen, um dort elf Stunden zu verhandeln, wozu er nicht mehr fähig war. Er war erschöpft.
3. Ein anderer Außenminister der USA, John Foster Dulles, war ebenfalls sehr empfindlich gegenüber dem Jetlag-Syndrom. Er war nach derartigen Flugreisen ebenfalls erschöpft, müde, gereizt und litt an einem Mangel an Konzentrationsfähigkeit. In den fünfziger Jahren wurde von den USA und der Sowjetunion um das Assuanstaudammprojekt in Ägypten rivalisiert, welches finanziell lukrativ und politisch wichtig war. Müdigkeit und Unkonzentriertheit des USA-Außenministers führte dazu, dass die Ägypter der Sowjetunion den Zuschlag gaben.
4. Von unserem ehemaligen Außenminister Hans Dietrich Genscher (1927–2016) wurde berichtet, dass er nach einem Flug Halluzinationen aufwies.

Diese wenigen Beispiele, von denen es noch viele gibt, zeigen, dass Eingriffe der Technik in die innere Uhr des Menschen gravierende Folgen haben. Dauerstress, geistige Verwirrung und das Burnout-Stresssyndrom können sich einstellen.

87 Was kann gegen das Jetlag-Syndrom getan werden?

- Nicht viel fliegen, wenn man Jetlag-sensibel ist.
- Bei der Ankunft am Zielort sofort in den dortigen Tagesrhythmus wie gewohnt einsteigen. Ausschlafen wollen, bewirkt eine Verstärkung des Syndroms.
- Einstellen auf die neuen Ortszeitverhältnisse, indem man beim Ost-West-Flug abends an den Tagen vor dem Flug später schlafen geht und bei einem West-Ost-Flug dagegen früher.

- Wenn wichtige und schwerwiegende Verhandlungen zu führen sind, **sollten zwischen der Ankunft und der Verhandlung Adaptationszeiten eingeplant werden.**
- Vor Weltmeisterschaften und Olympiaden sollten die Sportler Gelegenheit haben, sich an die neue Ortszeit zu adaptieren.

88 Sommerzeit – Winterzeit: Das böse Spiel mit der inneren Uhr der Menschen

Jetlag-Syndrom im Schlafzimmer beim „Flug" in die Sommerzeit.

In jedem Frühjahr werden die Uhren um eine Stunde vorgestellt, wodurch jeder Bürger gezwungenermaßen einen West-Ost-Flug und eine Stunde Zeitverlust im Bett erlebt. Den Rückflug von Ost nach West muss er denn im Herbst erleben. Was für ein Zweck wird damit verfolgt und welche gesundheitlichen Folgen hat diese Umstellung der Zeit? Die Begründung für diese Zeitumstellung im Frühjahr lautet: Der Mensch soll mehr natürliches Tageslicht zur Verfügung haben. Bisher wurde das durch keine Studie bewiesen.

89 Zeitumstellung – eine Marotte eines US-Präsidenten?

Chronobiologen und Schlafmediziner haben dazu eine entgegengesetzte Meinung.

In angelsächsischen Ländern wird die Sommerzeit deshalb auch daylight savings-time = Tageslichtsparzeit genannt. Stanley Coren [Coren 1999] führt diese Maßnahme auf eine Idee von Benjamin Franklin (1706–1790) zurück. In seinem Essay soll er scherzhaft bemerkt haben, dass durch das Vorstellen der Uhren das verschwenderische und unnütze Brennen von Kerzen eingeschränkt werden könnte. Durch das Kerzensparen kann man reicher werden. Bis zum 1. Weltkrieg galt diese Bemerkung als „Laune" oder „Marotte"!

1907 hatte der englische Bauunternehmer Wiliam Willett (1856–1915) die Zeitumstellung vorzunehmen – ohne Erfolg.

Während des 1. Weltkriegs (1914) wurde die Sommerzeit von den USA, Deutschland und Großbritannien mit dem Ziel eingeführt, die knapp gewordenen Energieressourcen durch Vermeiden von „Kunstlicht“ zu schonen. Im zweiten Weltkrieg wurde die Sommerzeit aus gleichen Gründen wieder eingeführt, nämlich um das natürliche Licht maximal zu nutzen und Energie zu sparen. Daran gewöhnt, wurde die Zeitumstellung bis 1950 beibehalten und 1970 aus angeblich ökonomischen Gründen wieder eingeführt.

Nach einer Umfrage des Wickert-Instituts (1993) leiden mehrere Millionen Deutsche unter der Zeitumstellung. Ein Drittel der Befragten klagte über Anpassungsprobleme in Form von Schlafstörungen, Unwohlsein, depressiven Stimmungen und Appetitlosigkeit. Besonders stark betroffen war nach dieser Umfrage die Altersklasse 30 bis 49 Jahre.

90 Zeitumstellung erhöht die Zahl der Verkehrstoten

Stanley Coren [Coren 1999] unterzog dieses Phänomen einer genaueren Prüfung. Er untersuchte die unfallbedingten Todesfälle in den USA an den ersten vier Wochentagen der Woche unmittelbar vor, während und nach der Umstellung von der Normalzeit auf Sommerzeit in den Jahren 1986 bis 1988. Er kam zu dem Ergebnis, dass die Anzahl der Unfalltoten in der Woche während der Umstellung auf die Sommerzeit um 6 % anstieg. Dagegen fand er während der Rückstellung der Uhr im Herbst einen geringen Rückgang der Unfalltoten gegenüber der Vorwoche.

In einer zweiten Studie untersuchte Stanley Coren [Coren 1999] die Zahl der Verkehrsunfälle in Kanada an den Montagen vor, unmittelbar nach und eine Woche nach der Umstellung auf die Sommerzeit in den Jahren 1991 bis 1992. Er stellte einen anstieg der Unfälle in Kanada nach der Sommerzeitumstellung um 7 % fest.

Die Umstellung auf Sommerzeit wird belastender empfunden als die Rückstellung der Uhr im Herbst. Dies würde auch mit den Erfahrungen des Jetlag-Syndroms übereinstimmen, die besagen, dass ein West-Ost-Flug stärker Symptomatik nach sich zieht als ein Ost-West-Flug.

Die Umstellung der Zeit im Frühjahr ist einem Jetlag-Flug im Bett in die Sommerzeit vergleichbar.

Seit Beginn dieser Zeitumstellung protestieren Chronobiologen und Schlafmediziner gegen diese unsinnige Maßnahme. Ich selbst habe im vergangenen Jahr den Medien in diesem Sinne Interviews gegeben. Stets werden unsere, den wissenschaftlichen Erkenntnissen entsprechende Warnungen ignoriert. In der heutigen

Nonstop-Gesellschaft ist die Zeitumstellung eine zusätzliche Belastung der circadianen Rhythmusregulation.

Das Parlament der Europäischen Union hat sich im März 2019 geeinigt, die saisonale Zeitumstellung abzuschaffen. Den Anstoß zu dieser epochalen Änderung gab 2018 eine Online-Umfrage der EU-Kommission unter allen Bürgern der EU. Von 4,6 Millionen Teilnehmern plädierten 80 Prozent gegen die regelmäßige Umstellung der Uhren.

Ungeachtet der herrschenden Coronavirus-Pandemie wurde am 29.03.2020 wieder die Zeitumstellung vollzogen. Das ist ein unverantwortliche Missachtung des Mitspracherechts der Bevölkerung Europas und eine Ignoranz des wissenschaftlichen Erkenntnisstands der Chronobiologie und der Schlafmedizin.

91 Die Menschen brauchen nur die Winterzeit

Eine in jüngster Zeit durchgeführte repräsentative Forsa-Umfrage im Auftrag der Krankenkasse DAK-Gesundheit ergab: Mehr als jeder vierte Mensch berichtet über gesundheitliche Probleme. Von diesen gesundheitlich Betroffenen geben an:

- 79 % Dauerhafte Müdigkeit und Schlappheit
- 62 % Probleme beim Ein- und Durchschlafen
- 39 % Konzentrationsschwäche
- 28 % gereizte Stimmung
- 9 % depressive Verstimmung

Besonders betroffen fühlte sich die Altersgruppe der 45–59-jährigen.

Diese Befunde bestätigen jedenfalls, dass das „Spiel der Politiker mit der inneren Uhr" weltweit jährlich Tausende von Menschen das Leben kostet. Diese Tatsache wird nicht zur Kenntnis genommen. Inwieweit langzeitig gesundheitliche Schäden auftreten, wurde bisher durch langfristige Studien noch nicht untersucht. Der wirtschaftliche Nutzen ist umstritten, steht aber leider vor der Gesundheit der Menschen.

92 Was ist gegen die Zeitumstellung zu tun?

Sofort die mitteleuropäische „Winterzeit" beibehalten!!!

Das ist die Forderung von Experten der Schlafmedizin und der Chronobiologie.

Das weit verbreitete, durch die Nonstop-Gesellschaft verursachte Schichtfehlanpassungssyndrom schadet der Gesundheit der Menschheit. Eine zusätzliche Belastung, denn die Zeitumstellung schränkt das Menschenrecht auf Gesundheit ein. Dagegen muss protestiert werden!

93 Auch Nutztieren schadet die Zeitumstellung

Zahlreiche Studien vergangener Jahre zeigen, dass zum Beispiel nach der Zeitumstellung Kühe weniger Milch produzieren. Auch eine erhöhte Ferkelsterblichkeit wurde beobachtet.

Man sollte es wissen! Alle Säugetiere haben die gleiche rhythmische Zeitstruktur wie der Mensch. Deshalb leiden sie auch, wie viele Menschen, nach jeder Zeitumstellung. Die Zeitumstellung erfüllt bei den Tieren den Tatbestand der Tierquälerei.

94 Schlafstörungen bei älteren Menschen sind vorwiegend auf Störungen der zirkadianen Rhythmik zurückzuführen

Untersuchungen von Hartmut Schulz [Schulz 1997] und Jürgen Zulley [Zulley 1997] u. a. ergaben, dass der Verlust der Zeitstruktur des zirkadianen Rhythmus bei älteren Menschen größtenteils die Ursache für die Schlafstörungen ist, Dafür werden folgende Faktoren angegeben.

- Verlust der Zeitstruktur des zirkadianen Rhythmus durch
  - mangelnde Aktivität am Tage (Motivationsarmut)
  - frühe Beendigung der Tageszeitstruktur
  - zu lange Liegezeiten im Bett
  - zu späte Beendigung der Liegezeiten
  - zuviel Tagesschlaf und reduzierter Nachtschlaf
  - abkoppeln des Schlafrhythmus von zirkadianen Rhythmen
  - Desynchronisation
  - Verlust der Zeitwahrnehmung
- Verlust der Zeitgeberfunktion durch die Lebensweise und durch den Alterungsprozess. Infolgedessen kommt es zur Desynchronisation zwischen Zeitgeber

und zirkadianem Rhythmus. Dafür werden folgende erwiesene Begründungen angegeben:

- Verringerte Fähigkeit, den endogenen Rhythmus aufrecht zu erhalten
- Abnahme der Fähigkeit, den Zeitgeber wahrzunehmen
- Verringerung von Zeitgebern durch Verlust sozialer Kontakte
- Abflachung der Amplitude der zirkadianen Rhythmik

Der Verlust der Zeitstruktur des zirkadianen Rhythmus beschleunigt den Alterungsprozess. Andererseits ist gesunde Langlebigkeit an den Umgang mit der Zeit gebunden. Deshalb wiederhole ich noch einmal: Auf diese Tatsache verwies vor zirka 200 Jahren im Göttinger Taschenkalender Georg Christoph Lichtenberg (Physiker und Schriftsteller 1742-1799), in dem er schrieb: „Die sogenannten Leute nach der Uhr werden gewöhnlich alt. Das handeln nach der Uhr aber setzt innere uhrmäßige Anlagen voraus.“ Folglich vermutete er damals, was wir heute wissen, die innere Uhr des Menschen.

Was sollen Senioren tun?

1. Diszipliniertes Zeitverhalten mit regelmäßigem Ablauf des Schlaf-Wach-Rhythmus, der Mahlzeiteneinnahme, der sozialen Kommunikation, der Einkäufe usw.
2. Vielfältige Körperliche und geistige Aktivitäten unter Beachtung eines Pausensystems nach dem Prinzip des Basis-Ruhe-Aktivitätszyklus (100 Minuten aktiv sein, 20 Minuten Pause).
3. Alle oben angeführten Faktoren, welche die Zeitstrukturen zerstören, beherzigen und beseitigen.
4. Pflege der positiven Emotionen und richtiger Umgang mit emotionellem Stress.
5. Liebe und Sexualität.
6. Gedächtnistraining.
7. Geselligkeit und soziale Kommunikation.

95 Die Nonstop-Gesellschaft macht krank

Die Telekommunikation hat sich in den internationalen Beziehungen dermaßen entwickelt, dass wir zu jeder Zeit jeden Ort der Erde erreichen können. In jeder beliebigen Stadt ist es zu irgendeiner Zeit Tag, und dort erwartet man zur „Tageszeit“, die Arbeitszeit ist, Informationen, Geschäftsabschlüsse, Entscheidungen usw., auch wenn es zu dieser Zeit beim Kommunikationspartner gerade Nachtzeit ist. Auf diese Weise verwandeln wir unsere Welt in eine Nonstop-24-Stunden-Gesellschaft, die zum Teil auch kein erholsames Wochenende mehr kennt, weil für immer mehr Menschen der Grundsatz gilt: „Zeit ist Geld“.

Bei Medizinern, Psychologen und Soziologen reift jedoch die Erkenntnis: „Wir sind nicht geschaffen für diese Welt, die wir uns geschaffen haben", wie sie auch von dem amerikanischen Chronophysiologen Martin Moore-Ede formuliert worden war. Während man in die Investition der Technik astronomische Summen einbringt, wird für den Menschen wenig investiert, denn die Nonstop-Tätigkeit auf unserer Erde hat zur Folge, dass die Gesundheit der betroffenen Menschen infolge Störungen in der Rhythmushierarchie ruiniert wird. Das betrifft vor allem die Leistungsfähigkeit der geistigen Prozesse.

96 Weltraummedizin – Störungen der inneren Uhr schaden der Gesundheit

Die innere Uhr des Menschen verträgt Störungen – zumal noch auf Dauer – außerordentlich schlecht. Die Menschen werden aggressiv und müde, müde bis zur Handlungsunfähigkeit. Diese Erkenntnisse wurden international aus der Raumfahrtmedizin gewonnen. An zwei Beispielen soll das demonstriert werden.

In Moskau wurde in einer Isolationsstation eine Untersuchung an drei Menschen (ein Ingenieur, ein Biologe und ein Journalist) in Vorbereitung der bemannten Raumfahrt durchgeführt. Vier Monate waren sie ohne Uhr völlig von der Außenwelt und der Zeit abgeschnitten. Sie standen nur mit den Wissenschaftlern in Verbindung, die diese Untersuchung leiteten. Von ihnen erhielten die „Isolierten" die Befehle, was sie zu tun haben. Das Arbeits- und Lebensprogramm verlief nach einem sehr strengen Regime, wobei die Regelmäßigkeit und die Rhythmik oberstes Gesetz war. Darüber beklagten sich die drei Testpersonen und äußerten oft den Wunsch, frei über ihre Zeit verfügen zu können. Dieser Wunsch wurde ihnen erst nach Abschluss der offiziellen wissenschaftlichen Aufgaben gewährt, indem die Untersuchung mit einer neuen Fragestellung verlängert wurde. Als sie frei über ihre Zeit verfügen konnten, waren sie euphorisch, weil sie sich ihre Zeit so gestalten konnten, wie sie es wollten. Da sie ohne Uhr lebten, hatten sie für die Zeit kein Gefühl mehr. Aus diesem Grund wurden sie teil- bzw. zeitweise depressiv und immer häufiger gegeneinander aggressiv, obgleich sie zuvor die gesamte Zeit der Isolation in Harmonie und ohne Streit gelebt hatten. Mehrere Tage dieses Lebens ohne Zeitvorgabe führte des Weiteren zu Augenentzündungen, Herz-Kreislauf-Beschwerden und immerwährender Müdigkeit. Davon wurden sie schließlich erlöst, als sie wieder geordnet mit der Zeitordnung leben konnten, der Taktgeber für ihre innere Uhr war.

In einem anderen Fall hatte man der Besatzung eines Raumschiffs aus technischen Gründen zugemutet, anstatt nach einem 24-Stunden-Tagesrhythmus zu arbeiten, einen 23-Stunden-Tagesrhythmus zu akzeptieren. Nach wenigen Tagen dieser Zeitverschiebung verfielen beide Kosmonauten in Erregungszustände, die sie zuvor nicht gekannt hatten. Nach sechs Tagen schlug dieser Zustand in Lethargie um. Sie waren nicht mehr handlungsfähig und von einer chronischen Müdigkeit beherrscht. Diese war so stark, dass sie nicht mehr in der Lage waren, auf den Funksprechverkehr von der Erde zu antworten. Dort glaubte man schon an den Tod dieser beiden Kosmonauten. Anstatt der vorgesehenen 16 Tage, musste bereits am 12. Tag nach dem Start das Raumschiff zur Erde zurückkehren.

Solche Auswirkungen beim Verstoß gegen die innere Uhr erleben wir auch auf der Erde infolge der Nonstop-Gesellschaft.

97 Mahnung von Prof. Hufeland ernst nehmen!

Christoph Wilhelm Hufeland ist der Begründer der Chronomedizin. Das soll folgendes Zitat aus seinem Buch „Die Kunst das Leben zu verlängern“ dokumentieren.

„Die 24stündige Periode, welche durch die regelmäßige Umdrehung unseres Erdkörpers auch allen seinen Bewohnern mitgetheilt wird, zeichnet sich besonders in der physischen Dekonomie des Menschen aus. In allen Krankheiten äußert sich diese regelmäßige Periode, und alle andern so wunderbar pünktlichen Termine in unserer physischen Geschichte werden im Grunde durch diese einzelne 24stündige Periode bestimmt. Sie ist gleichsam die Einheit der Natur-Chronologie.“

Diese chronobiologischen Kenntnisse von Hufeland und deren Anwendung in der Medizin sind leider nur wenigen Ärzten bekannt. Im Jahre 1998 hat Jürgen Aschoff, der als Mitbegründer der deutschen modernen Chronobiologie zu bezeichnen ist, diese Tatsache in einem Artikel im „Journal of biological Rhythmus“ gewürdigt.

98 Die Nonstop-Gesellschaft stoppen!

Der Professor für Chronophysiologie der Harvard-Universität, Martin Moore-Ede, hat mit seinem Buch „Die Nonstop-Gesellschaft – Risikofaktoren und Grenzen menschlicher

Leistungsfähigkeit in der 24-Stunden Welt" auf ein gesundheitsschädigendes System hingewiesen. In diesem 1993 in deutscher Sprache erschienenem Buch hat er die Folgen der Nonstop-Gesellschaft kritisch aufgezeigt und dies zum Beispiel mit folgender These markiert.

„Die Saat der Revolution: unsere Technik bestimmt das Tempo."
„Wir sind nicht für die Welt geschaffen, die wir uns geschaffen haben."
„Konflikte zwischen biologischer Zeit und Umweltzeit."
„Achtung vor den Menschen."

99 Der Preis der Nonstop-Gesellschaft: Burnout!

Fünf Jahre später (1998) wurde das Thema „Nonstop-Gesellschaft" von Barbara Adam, Karlheinz A. Geißler und Martin Held durch die Herausgabe eines Buchs mit dem Titel „Die Nonstop-Gesellschaft und ihr Preis" erneut auf die allgemeine Tagesordnung gestellt. in diesem Buch wird dieses Thema von 15 Experten breit gefächert vorgestellt. Der weltbekannte Chronophysiologe Gunter Hildebrandt aus Marburg behandelt das Thema „Missachtung der biologischen Zeitprogramme der Menschen durch Nacht- und Schichtarbeit".

Jürgen Zulley, als Chronopsychologe und Schlafexperte bekannt, beschreibt das Thema „menschliche Rhythmen und der Preis ihrer Missachtung".

Das Editorial von Karlheinz A. Geißler führt uns vor Augen, warum die Nonstop-Gesellschaft in immer höherem Tempo abläuft, mit folgendem Zitat:

„Der Grund für dieses ‚Diktat der Tempomacher' liegt in der Koppelung von Zeit und Geld. Der ‚Geist des Kapitalismus', von Max Weber unübertroffen beschrieben, begreift Zeit als eine ausbeutbare Ressource: Mit der Formel ‚Zeit ist Geld" hat Benjamin Franklin seine ausführlichen Ermahnungen zum Zeitsparen und zur Zeitkontrolle quasi mathematisch begründet. Aus dieser Sichtweise ist es folgerichtig, immer schneller zu werden, d. h. schneller zu produzieren, schneller zu konsumieren, schneller zu kommunizieren, sich schneller zu bewegen und auch schneller zu essen (von anderen lebenswichtigen Dingen ganz abgesehen, die auch unter diesen Zeitdruck geraten). ‚Schlaf schneller, Genosse' galt noch als Formulierung mit ironischer Distanz zu diesem Beschleunigungsdruck, während heute die Bahn AG für ihre neue Schlafwagengeneration bar jeglicher Ironie mit dem Slogan ‚Schneller schlafen" wirbt."

„ ‚Zeit' wird instrumentalisiert und zwar für den Gelderwerb. Sie wird zur Ware. Sie hat keinen Eigenwert mehr, sie hat nur jenen Wert, den ihr das Geld verleiht. Das Geld kennt kein ‚Genug" und die Zeit, die an das Geld gekoppelt ist, ebenso wenig. Wir sparen daher immer schneller immer mehr Zeit, die wir dann dazu verwenden, noch schneller noch mehr Zeit zu sparen. Dies aber funktioniert nur um den Preis räumlicher und zeitlicher Expansion." Die Folge: Zeitkrankheit!

Im Kapitel „Alles zu jeder Zeit und überall" führen uns Karlheinz A. Geißler und Barbara Adam vor Augen, in welcher Tretmühle des Zeitdrucks die Menschen unserer heutigen Gesellschaft leben und arbeiten müssen.

„Nonstop wollen wir fliegen, nonstop sollen die Maschinen und die Geräte in den Betrieben laufen, nonstop wollen und sollen wir erreichbar sein und nonstop kommen wir auch an das dafür notwendige Geld (falls man es hat). Dies alles wird als Fortschritt gefeiert, zumindest akzeptiert. Aber diese Entwicklung hat einen spürbaren, bisher jedoch noch zu wenig beachteten Preis. Wenn es um die Gestaltung unserer Zukunft geht, dann ist dieser Preis in die Kalkulation mit einzubeziehen. Denn das Nonstop-Prinzip setzt unsere naturverbundenen und unsere sozialen Balancesysteme außer Kraft."

Wenn ich in den vorausgegangenen Kapiteln Ratschläge gegeben habe, wie man seine körpereigenen Rhythmen und eine gesunde Lebensweise in Balance halten kann, so ist das ein Hinweis für jedes Individuum, das Beste in der Nonstop-Gesellschaft für sich herauszuholen. Aber in der beschleunigten Nonstop-Gesellschaft gibt es Grenzen: Das menschliche Leistungsvermögen!

Fakt ist: Das Problem muss gesellschaftlich gelöst werden und dies nur durch Stopp der Nonstop-Gesellschaft. Das könnte zum Beispiel mit dem 6. Kondratieff-zyklus „Psychosoziale Gesundheit" Erfolg haben.

100 Der 6. Kondratieff-Zyklus: Veränderer und Retter der Menschheit – Die psychosoziale Gesundheit

Nobelpreisträger Konrad Lorenz (1973): „Die Todsünde der zivilisierten Menschheit, die deren Untergang bedrohen."

Dr. Martin Moore-Ede, Professor für Chronophysiologie an der Harvard-Universität, USA (1993): „Wir sind nicht für diese Welt geschaffen, die wir und geschaffen haben."

Die Menschheit muss sich grundsätzlich verändern, wenn sie nicht vom Planeten Erde verschwinden will.

Es gibt folgende Möglichkeit zur Veränderung, die utopisch klingt, aber real ist, wenn sich die Menschen besinnen, warum sie Homo sapiens genannt werden.

Wie das möglich sein kann, beschrieb 1996 der Wirtschaftswissenschaftler und Konjunkturforscher Leo A. Nefiodov in seinem Buch „Der sechste Kondratieff – Weg zur Produktivität und Vollbeschäftigung im Zeitalter der Information". Darin beschreibt er, wie aus dem jetzigen Langwellenzyklus Information-Kommunikation (5. Kondratieff-Zyklus) der Übergang in den 6. Kondratieff-Zyklus „Psychosoziale Gesundheit" erfolgen kann. Diesen 6. Basisinnovationszyklus charakterisiert er als einen Zyklus der Reparatur der Menschheit an sich selbst und an der Ökologie.

Leider wurde die geniale Idee nach anfänglicher Begeisterung sogar im Deutschen Ärzteblatt [Händel 1997] und in Psychologie Heute [Huber 1997] in Folge ignoriert und verschwiegen.

Nachfolgend möchte ich Sie kurz mit den wesentlichen Prinzipien des 6. Kondratieffs „Psychosoziale Gesundheit" bekannt machen und **anregen, die grundsätzliche Veränderung durch Miteinschwingen in den 6. Kondratieff Psychosoziale Gesundheit mit zu vollziehen**.

101 Was sind Kondratieff-Zyklen?

Das sind Konjunktur- und Basisinnovationszyklen von 40–60 Jahren Wellenlänge. Auch lange Wellen genannt. Diese wurden 1936 von dem russischen Ökonom Nikolai Kondratieff (1892–1938) beschrieben.

Die Theorie der Kondratieff-Zyklen reflektiert sich mit der Entstehung der Marktwirtschaft. Triebwurzeln dieser langen Wellen sind technisch-wirtschaftlich Basisinnovationen, aber nicht rein wirtschaftlicher Natur, sondern sie sind immer auch sozial überlagert [Nefiodov 1996].

In der nachfolgenden Abbildung sind die Kondratieff-Zyklen (lange Wellen) über 200 Jahre mit ihren Bedarfsfeldern dargestellt.

1996 erschien ein Buch des deutschen Wirtschaftswissenschaftlers Leo A. Nefiodov mit dem Titel: „Der sechste Kondratieff". Nefiodov belegt mit vielen Ergebnissen, dass die psychosoziale Gesundheit der Megatrend der zukünftigen Wirtschaft sein kann, d. h., dass eine Gesundheitsbranche entsteht. Gegenwärtig befinden wir uns nach Nefiodov im 5. Kondratieff-Zyklus der Information und Kommunikation mit Informationstechnik als Basisinnovation.

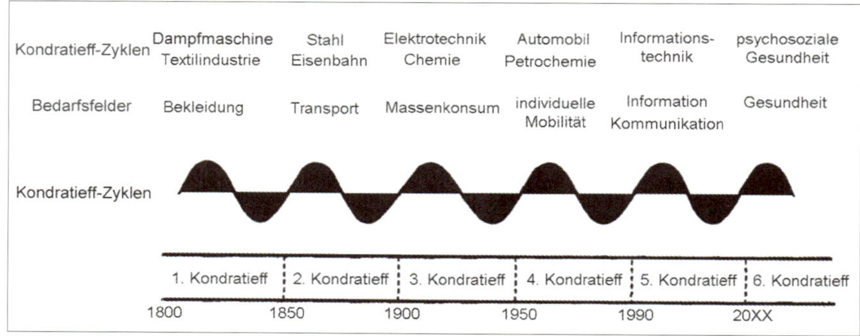

Abbildung 32: Die langen Wellen und ihre wichtigsten Bedarfsfelder [Quelle: Nefiodov 1996]

„Die vorliegenden Daten deuten darauf hin, dass der fünfte Kondratieff-Zyklus seinen Höhepunkt überschritten hat.

Sein Nutzungspotenzial ist in Deutschland, Europa, Japan, Südostasien und anderen Teilen der Welt weitgehend erschlossen.

Wenn jetzt nicht rechtzeitig auf den nächsten Langzyklus umgesteuert wird, ist eine längere Schwächeperiode unvermeidlich.“ [Nefiodov 1996]

„Die tragende Säule der Zukunft der langen 6. Welle soll die psychosoziale Kompetenz sein. Das bedeutet nach Leo Nefiodov auch Kompetenz für Menschenkenntnis, Teamfähigkeit, Motivation, soziale Kommunikation und Kreativität. Diese Kompetenz ist auch deshalb wichtig, weil heute bei der Entstehung psychischer und körperlicher Störungen und Erkrankungen moralischen Defiziten sowie Gewalt, Unordnung und Destruktivität mehr Bedeutung zukommt, als man das offiziell zugibt. Im Bereich zwischenmenschlicher Beziehungen gehen heute zahlreiche Ressourcen durch Frust, Mobbing, Streit und Intrigen verloren.“ [Nefiodow 1996]

102 Nur der ganze Mensch reflektiert psychosoziale Gesundheit

Nefiodov formulierte analysierend: *„Die Suche nach Produktionsreserven in unserer Zeit führt zum Gesundheitssektor – im Sinne der Weltgesundheitsorganisation (WHO) ganzheitlich verstanden – körperlich, seelisch, geistig, sozial, ökologisch. Hier werden Mittel vergeudet, hier lagern derzeit die größten Reserven, die zur*

Lösung der übergreifenden Probleme dringend benötigt werden." Nefiodov postuliert, dass Gesundheit im ganzheitlichen Sinn in diesem Jahrhundert Träger eines langen Wirtschaftsaufschwungs – des sechsten Kondratieff-Zyklus, der die Bezeichnung „psychosoziale Gesundheit" tragen wird – sein muss.

Der bisherige Gesundheitsmarkt und die Gesundheitswirtschaft, Pharmaindustrie, Ernährungsproduktion, Medizintechnik, Krankendienstleistungen u. a. sollen mit der 6. Kondratieff-Welle ersetzt werden durch Biotechnologie und Umweltschutztechniken, vor allem aber durch psychosoziale Kompetenz in allen Gesellschaftsbereichen, durch Spiritualität, Religion, Naturheilverfahren, Wellness, Gesundheitstourismus, Sport und andere alternative Heilmethoden.

Nefiodov gelangt auf der Grundlage vieler Analysen und Studien zu der Schlussfolgerung, dass nach 200 Jahren Industrialisierung Gesundheits- und Ökologieschäden die Wirtschaft hemmen und dass Destruktivität, welche die Industrieländer beherrscht, vor allem der psychosozialen Gesundheit schadet.

Fakt ist, dass 200 Jahre so genannter „technischer Fortschritt" die wichtigste Produktivkraft, nämlich den Menschen, in den Burnout-Zustand katapultiert haben.

Während es in den ersten 5 Kondratieff-Zyklen vor allem um materielle Produkte ging, stehen nach Nefiodov im 6. Kondratieff-Zyklus im Wesentlichen immaterielle Güter im Mittelpunkt. Dazu zählen Dienstleistungen, Pflege, Betreuung und andere derartige Dinge. Nach Studien-Schlussfolgerungen werden im 6. Kondratieff nach Nefiodov erstmals in der Geschichte das Wirtschaftswachstum und deren Strukturwandel nicht mehr von Rohstoffen, Maschinen und deren Einsatz abhängig sein, sondern vom „Fortschritt im Menschlichen". Die Bedeutung dieser Fortschritte soll sich in einer psychosozialen Gesundheit zeigen, die sich in einer Wechselwirkung von Körper, Geist und Seele (Emotionen) reflektiert und darüber hinaus die Entwicklung einer vollendeten Menschlichkeit, die Nefiodov in einer störungsfreien, kreativen und produktiven Beziehung zum sozialen Umfeld sieht.

103 Die Megabranche psychosoziale Gesundheit im 6. Kondratieff-Zyklus wird im Wesentlichen ein Reparatur-Kondratieff-Zyklus sein

In diesem Rahmen werden wir uns als Menschheit selbst reparieren müssen, weil derzeitig die sich im Burnout-Syndrom, Neurosen und Depressionen befindliche Menschheit und die von ihr zerstörte Umwelt das größte Hindernis für einen neuen Basisinnovationsschub sind.

Nefiodov [2000] erläutert das wie folgt: „Was die Unternehmen und Volkswirtschaften in Zukunft unterscheiden wird, ist die Qualität psychosozialer Kompetenzen wie Kooperationsfähigkeit, Einsatzbereitschaft, Kreativität, Angstfreiheit, Verantwortungsbewusstsein.

Sie erscheinen bisher noch in keiner Bilanz, in keiner Gewinn- und Verlustrechnung und auch nicht in der volkswirtschaftlichen Gesamtrechnung, dennoch sind es die Faktoren, von denen die Wettbewerbsfähigkeit von Unternehmen und Volkswirtschaften zunehmend bestimmt wird.

Kondratieff-Zyklen sind nicht nur Innovationsschübe, nicht nur Reorganisationsprozesse der Gesellschaft, sie sind vor allem Produktivitätsschübe.

Die Suche nach Produktivitätsreserven in unserer Zeit führt zum Gesundheitssektor – im Sinne der Weltgesundheitsorganisation (WHO) ganzheitlich verstanden (körperlich, seelisch, geistig, sozial, ökologisch). Hier werden die Mittel vergeudet, hier lagern die größten Reserven, die zur Lösung der übergreifenden gesellschaftlichen Probleme dringend benötigt werden."

(Auszug aus den Thesen von Leo Nefiodov „An der Schwelle zum sechsten Kondratieff" auf dem Meeting the best" der Volkswagencoaching-Gesellschaft vom 31.03.–01.04.2000 in Berlin mit dem Motto: **Die Zukunft gehört denen, die sie gestalten.**

Nachfolgende Tabellen aus dem Buch „6. Kondratieff" von Nefiodow sollen die Vorstellungen Leo Nefiodows von dem 6. Kondratieff Psychosoziale Gesundheit noch verdeutlichen.

104 Die Unterschiede von 5. und 6. Kondratieff

Kompetenzanforderungen der Kooperation im 6. Kondratieff-Zyklus [Nefiodow 1990]

Soziale und kommunikative Kompetenz

Merkmale: sich in die Lage anderer Menschen einfühlen, Gemeinsamkeiten, Anerkennung und gegenseitiges Verstehen aufbauen und erhalten können. Streit, Differenzen und internen Wettbewerb vermeiden. Lernbereitschaft, ehrliche Selbstdarstellung sowie klare und realitätsbezogene Ausdrucksfähigkeit.

Emotionale und intuitive Kompetenz

Merkmale: mit Gefühlen so umgehen können, dass Zusammenarbeit nicht gestört, sondern gefördert wird. Intuitive Erkenntnisse wahrnehmen können. Positive Emotionen und Gefühle (z. B. Sympathie, Anerkennung, Geborgenheit) pflegen, um integrierende Kräfte zu stärken und der Gefahr der Cliquenbildung und des Partikularismus innerhalb der Gruppe entgegenzuwirken.

Ästhetische Kompetenz

Merkmale: Ordnung und Schönheit im Äußeren und im Arbeitsprozess entfalten und einhalten können. Einbeziehung von Sinnlichkeit, Anschaulichkeit und Humor. Schaffung einer Atmosphäre von Würde und Geschmack.

Ethische Kompetenz

Merkmale: kooperative Tugenden konsequent entwickeln und einhalten. Dazu zählen insbesondere: Fairness, Wohlwollen, Vertrauen, Gemeinschaftssinn, Solidarität, Leistungsbereitschaft, Offenheit. Der

5. Kondratieff	6. Kondratieff
Zentrale Rolle von Informatik und Informationstechnik	Zentrale Rolle der psychosozialen Gesundheit
Rationalisierung gut strukturierter Arbeitsabläufe	Rationalisierung schlecht strukturierter Arbeitsabläufe
Optimierung von Energie- und Informationsflüssen in Organisationen	Optimierung von Informationsflüssen im Menschen
Optimierung von Informationsflüssen in Organisationen	Optimierung von Informationsflüssen zwischen Menschen
Computergestützter Umgang mit sicherem Expertenwissen	Computergestützter Umgang mit ungenauem und paradoxem Wissen

Tabelle 5: Unterschiede zwischen 5. und 6. Kondratieff [Nefiodov 1996]

Einzelne muss in der Lage sein, Eigeninteressen so weit zurückzunehmen, dass das gemeinsame Ziel nicht gefährdet, sondern gefördert wird.

105 Gruppenethik statt individualer Ethik

Individualistische Ethik	Gruppenethik
Vorrangige Leistungseinheit ist der einzelne.	Vorrangige Leistungseinheit ist das Team.
Präzise Organisations- und Arbeitsplatzbeschreibungen.	Keine scharfe Organisations- und Funktionsbeschreibung.
Wettbewerb und Konfrontation auf allen Ebenen möglich. Zusammenarbeit auf der Basis von Eigeninteressen.	Streben nach Harmonie und Kooperation. Erfolg der Gruppe hat Vorrang.
Individuelle Durchsetzungfähigkeit ersetzt Koordination.	Erheblicher Koordinationsbedarf.
Individuelle, schnelle Entscheidungen. Ziel- und Interessenkonflikte werden durch Kompromisse gelöst.	Kollektive, falls erforderlich auch langwierige Entscheidungsfindung. Ziel ist der Konsens.
Soziale Bedürfnisse werden innerhalb und außerhalb der Firma nach individuellen Kriterien befriedigt.	Soziale Kontakte finden innerhalb der Firma statt. Geringer Kontaktbedarf zu Außenstehenden.
Geringe Bereitschaft zur Übernahme fremder Ideen (not-invented-here-Syndrom). Gute Leistungen in der Grundlagen- und angewandten Forschung.	Gute Leistung bei Produktentwicklungen und Verbesserungen entlang bekannter technologischer Linien. Große Bereitschaft auch fremde Erfindungen einzubeziehen.
Formale Kontrollen und Einzelleistungsnachweis notwendig. Mitarbeiter und Vorgesetzter wahren Distanz.	Wenig formale Kontrollen und bürokratische Regulierung notwendig. Vertrauensbeziehung zwischen Mitarbeitern und Vorgesetzten.
Größere Zukunftsängste und stärkere emotionale und psychische Verunsicherung.	Gefühl der Geborgenheit. Größere emotionale und psychische Sicherheit.
Permanenter Ausgleich der individuellen und Unternehmensziele erforderlich. Kurzfristige Profitorientierung.	Das Wohlergehen der Firma steht im Vordergrund. Langfristige Ziel- und Profitorientierung möglich.
Auf den jeweiligen Bedarf bezogene Weiterbildungsbereitschaft. Trend zu Spezialistentum.	Firma investiert stetig in die Qualifizierung und Weiterbildung der Beschäftigten. Bedarf auch nach Generalisten.
Zusammenarbeit zwischen unabhängigen Firmen vorrangig auf das jeweilige Produkt/Projekt bezogen.	Stabile, langfristige Beziehungen zwischen Kunden, Lieferanten und Kooperationspartnern möglich.

Tabelle 6: Die Gruppenethik bringt psychosoziale Gesundheit [nach Nefiodov 1990]

106 Das Einschwingen in den 6. Kondratieff-Zyklus muss schnell entschieden werden und noch schneller erfolgen

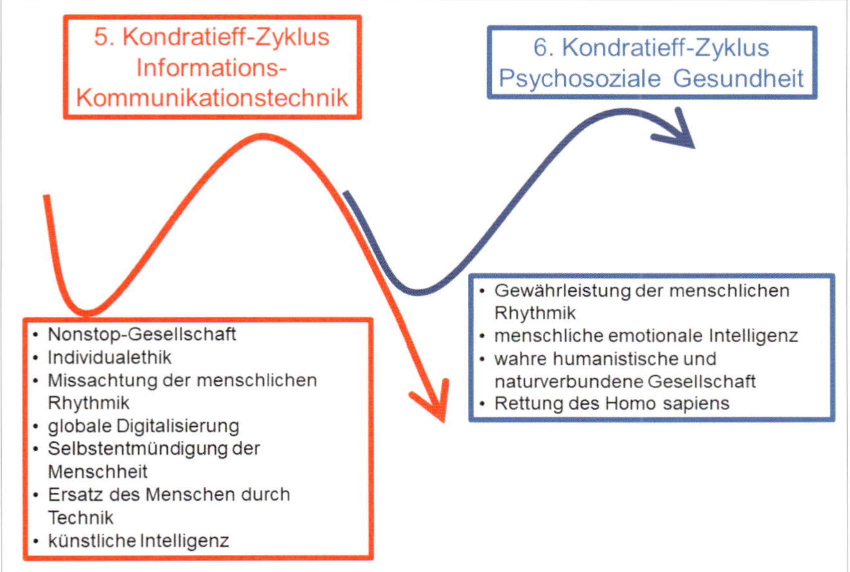

Abbildung 33: Die Entscheidung der Menschheit unseres Planeten: Entweder einschwingen in den 6. Kondratieff-Zyklus oder ihr drohendes Ende anstreben

107 Einige Stationen meines wissenschaftlichen Lebens als Chronomediziner

Meine erste Begegnung mit einer chronobiologischen Arbeit hatte ich als Student im letzten Kurs 1954, als mir das Buch von K. M. Bykov, einem Schüler Pavlovs, mit dem Titel „Studien über periodische Veränderungen physiologischer Funktionen des Organismus", Akademie Verlag, Berlin, 1954 (Übersetzung aus der russischen Sprache) in die Hände kam. Ich erkannte sehr schnell die Bedeutung des Zeitfaktors und der Rhythmik, für die Physiologie, der ich mich von dieser Zeit an verschrieben hatte. In diesem Buch war auch ein Artikel zum Thema „Beobachtungen über den Nachtschlaf bei Affen" enthalten, von A. D. Slonim, der als Nestor der sowjetischen Chronobiologie bezeichnet wird und O. P. Tscherbakova (Seiten 155–165).

Dieser Artikel veranlasste mich, zu Rudi Baumann zu gehen, der sich mit Schlaftherapie befasste. Rudolf Baumann, der 20 Jahre mein Chef war, orientierte sich als Internist und Pathophysiologe schon sehr früh auf den Rhythmus des Blutzuckerverlaufs (Tagesprofile in der Diagnose des Diabetes). Von der Bykov'schen Schule abgeleitet, widmete er auch dem Schlaf-Wach-Rhythmus als Wechsel zwischen Parasympathikus und Sympathikus seine Aufmerksamkeit. Mit besonderen Formen der Schlaftherapie versuchte er dieses Gleichgewicht bei inneren Krankheiten wieder herzustellen. (Baumann (1953): Physiologie des Schlafs und Klink der Schlaftherapie. Verlag Volk und Gesundheit, Berlin).

Dann stieß ich auf Arbeiten von Franz Halberg und Jürgen Aschoff zur „inneren Uhr", die mich faszinierten. Halbergs präzise Arbeiten mit fundamentalen mathematischen Analyseverfahren der tagesrhythmischen Prozesse sowie sein großes Engagement, die „Lehre von der Chronobiologie" über unseren Erdball zu verbreiten, schufen emotionell-freundschaftliche Bande, zunächst nur aus der Ferne, später in persönlichen Kontakten. Leider ist er 2013 verstorben.

Als historisch interessierter Mediziner erkannte ich auch, dass Christoph Wilhelm Hufeland (1762–1838) ein Vorkämpfer der Chronobiologie war, der in seinem Buch „Makrobiotik oder die Kunst, das Leben zu verlängern" Kenntnisse über gesundheitliche Schäden durch Zerstörung der Zeitstruktur und andere chronobiologische Erkenntnisse vermittelte.

Anfang der 60er Jahre fielen mir bei „Conditioned rection" – Zeitreihenuntersuchungen auf, dass die sensorischen und motorischen Reaktionszeiten Schwankungen unterlagen, die sich in Ein- bis Sieben-Minutenbereichen bewegten. Das waren Abläufe einer Periodenvariabilität, wie wir sie von der Herzfrequenzvariabilität und vom Schlaf-EEG heute kennen. Dabei beobachtete ich ein sprunghaftes Verhalten der Perioden von längeren (Ruhesituation) in kürzere (Erregung) Periodenlängen, besonders wenn Stressoren einwirkten. Damit stieß ich auf Erscheinungen, die Analogien zu der Quantenphysik (Wirkungsquantum und Quantensprünge) zeigten.

Zum anderen fand ich Beziehungen zwischen Relaxation (längere Wellen) und emotionellem Stress (kürzere Wellen). Es war eine ähnliche Frequenzdynamik, wie wir sie aus dem Schlaf-EEG kannten. Diese Minutenrhythmen wiesen wir in den verschiedenen Körperfunktionen nach, z. B. Fingerplethymographie, Hautwiderstand, sogar beim Blutzucker, wenn engmaschig Blut mit einer Venüle entnommen wurde.

Wir fanden auch Beziehungen zu Maxima und Minima des Tagesrhythmus, z. B. bei der lokomotorischen Aktivität der Ratte. Kurze Rhythmen im Minutenbereich im Maximum und längere (mehrminütige) Rhythmen im Minimum des tagesrhythmischen Verlaufs. Mit einer Arbeit zu dieser angeführten Problematik habilitierte ich mich 1970.

Dabei fand ich wenig Verständnis an der Medizinischen Fakultät (Charité) der Humboldt Universität für diese Problematik. Der von mir entdeckte Sieben-Minuten-Rhythmus hatte die Gelehrten der Charité (wegen der bösen sieben) gestört. Es wurde damals veranlasst, dass der Gerichtsmediziner beauftragt wurde zu prüfen, ob die Arbeit über Rhythmen nicht etwa Parawissenschaft oder Paramedizin sei. Er konnte das weder bejahen noch verneinen.

Die Beziehungen zwischen den Mehrminutenrhythmen und den circadianen Rhythmen veranlassten mich, meine Untersuchungen auf das Spektrum der Hierarchie der biologischen und psychophysiologischen Rhythmen zu orientieren. Diese von mir vertretene Auffassung erregte die Vertreter der Raumfahrtmedizin und Raumfahrtbiologie. 1973 wurde ich aufgefordert, auf einer Beratung der ständigen Arbeitsgruppe kosmische Biologie und Medizin der sozialistischen Länder „Interkosmos" einen Vortrag zur Chronobiologie zu halten. Noch während der Tagung wurde ich zum Koordinator für Chronobiologie dieser internationalen Arbeitsgruppe berufen. Diese Funktion hatte ich bis 1999 inne: Chronobiologische Untersuchungen an Ratten in acht Biosatellitenmissionen, tagesrhythmische Arbeitsprogramme, regulierter Schlaf-Wach-Rhythmus auf den Saljut- und MIR-Space-Stationen, circadiane Reaktionstypen u. a. waren Projekte, mit denen ich mich beschäftigt habe. Auch tageszeitabhängige Vestibularprüfungen bei Kosmonautenanwärtern regte ich an und erprobte sie an mir selbst, da ich auch gern in der MIR-Station geflogen wäre.

1983 gründete ich das Schlaflabor an der Berliner Charité und bearbeitete auch chronobiologische Themen.

Bei der Beeinflussung der Rhythmen verschiedener Periodenlängen durch Neuropeptide bzw. Regulatorpeptide, vor allem durch das Undekapeptid Substanz P, z. B. des REM-Zyklus, sowohl im Tierexperiment als auch am Menschen, fanden wir, dass diese Peptide den gestörten REM-Zyklus wieder in den normalen Rhythmus überführten. Als wir diesbezüglich den Schlaf näher betrachteten, fiel uns ein Wochenrhythmus nahezu aller Parameter der Schlafpolygraphie auf. Wir hatten nämlich versucht, das Schlafpolygramm von Tag zu Tag zu reproduzieren, was uns bei keinem Menschen gelang. 16-Nächte-Untersuchungen als Zeitreihe erbrachten uns den sicheren Nachweis eines Wochenrhythmus. Diesen fanden wir auch beim Schlafprotokoll, welches wir Probanden und Patienten sechs bis acht Wochen führen ließen. Dieser Wochenrhythmus war dadurch charakterisiert, dass die beste Schlafqualität in der Nacht von Freitag zu Samstag und die schlechteste von Sonntag zu Montag zu verzeichnen war. Bei Schlafgestörten waren kürzere Perioden (zwei bis vier Tage) oder keine Periodik nachzuweisen.

Ganz besonders interessierte mich die Psychobiologie der Zeit, d. h. die Zusammenhänge zwischen biologischen Rhythmen und

Zeitwahrnehmung. Diese Untersuchungen waren nur mit Mikrorhythmen möglich. Wir fanden, dass die subjektiv erlebte Zeitdehnung mit sympathikotoner Reaktionslage und kürzeren Perioden, z. B. der Herzfrequenz und des EEG, einherging. Die subjektiv erlebte Zeitraffung dagegen war von einer parasympathikotonen Reaktionslage und längeren Perioden geprägt.

Des Weiteren interessierten mich der Basis-Ruhe-Aktivitäts-Zyklus (BRAC), vor allem dessen Deaktivierungsphase und die dabei sich zeigende Alltagstrance. Dieser gab Anlass zur Entwicklung einer Chronopsychotherapie. Außerdem habe ich auf der Basis der Circaminutenrhythmen eine chronopsychobiologische Regulationsdiagnostik entwickelt, welche sowohl Teile der Herzfrequenzvariabilität als auch der EEG-Wellenvariabilität einbezieht und somit emotionelle Zustände, wie Beanspruchung, Überbeanspruchung und Dysregulation, aber auch Aktivierung und Deaktivierung beschreiben kann.

Schließlich haben wir in von Behörden in Auftrag gegebenen lärmmedizinischen Gutachten für Flughäfen, anstelle der bisher für Tag und Nacht veranschlagten Grenzwerte, Zumutungsgrenzwerte der Lärmbelästigung für sieben Zeitbereiche entsprechend chronobiologischer Empfindlichkeiten eingeführt.

Ich weiß, dass ich mich mit der Widmung des breiten Spektrums der psychobiologischen und biologischen Rhythmen von manchen klassischen Chronobiologen, der nur einem oder zwei Frequenzbereichen tiefgründig seine Aufmerksamkeit schenkt, abhebe. Für mich ist aber das Zusammenwirken der Rhythmen in der Hierarchie der Körperfunktionen verschiedener Frequenzbereiche das Reizvolle, so wie auch Gunter Hildebrandt arbeitete. Eine mechanische Uhr gewährleistet ihre Funktionen durch verschiedene Rädchen unterschiedlicher Größe, und ich meine, nur so funktioniert auch die biologische bzw. psychobiologische Uhr des Menschen, der sogar die Periodenvariabilität der Körperprozesse mit seinen kognitiven Prozessen und seinen Emotionen beeinflussen kann.

Chronobiologische Forschung und Aktivitäten in den ehemaligen sozialistischen (Ostblock-)Ländern

Den Wissenschaftlern der sogenannten Ostblockländer waren aus politischen und finanziellen Gründen Reisebeschränkungen in westliche Länder auferlegt. Deshalb war es oft schwer für uns, mit solchen Chronobiologen westlicher Länder, wie Franz Halberg, in persönlichen Kontakt zu treten. Ein Ausweg war die Organisation von internationalen Symposien in den Ostblockländern. So organisierte Joachim-Hermann Scharf über die Deutsche Akademie der Naturforscher Leopoldina Halle (Saale) vom 16. bis 21.03.1975 das Leopoldina-Symposium: „Die Zeit und das Leben“ (Chronobiologie), auf dem sich die DDR-Chronobiologen mit vielen aus westlichen Ländern trafen. Dozenten

F. Halberg, Th. Hellbrügge, V. Mayersbach, G. Hildebrand.

Damals war aber aus der Sowjetunion nur Michail Berjoskin anwesend, obgleich sich dort viele Wissenschaftler mit Chronobiologie beschäftigten. Das war ein Prinzip der sowjetischen Wissenschaftspolitik, einem höchstens zwei Wissenschaftlern die Ausreise zu einem „ausländischen" Symposium zu gestatten. Mit Berjoskin schmiedeten wir daher den Plan, ein „Freundschaftssymposium DDR – Sowjetunion" zu veranstalten. Kurze Zeit später machte er mich in Moskau mit Juri Romanow und anderen Chronobiologen bekannt. Wir planten mit großen Anstrengungen, gegen die sowjetische Bürokratie kämpfend, für Juli 1978 das Deutsch-Sowjetische-Symposium über Chronobiologie und Chronomedizin in Halle/Saale. Dank der Unterstützung von Fjodor Komarow, damals Chef der medizinischen Dienste der Sowjetarmee und leidenschaftlicher Chronomediziner, gelang es uns, 22 Wissenschaftler aus der gesamten UdSSR als Teilnehmer nach Halle/Saale zu bringen. Dieser Fakt erregte bei den offiziellen Stellen in den Ostblockländern und auch in der DDR großes Aufsehen. Alle DDR-Medien berichteten ausführlich über dieses Symposium, während dem gleichzeitig in Berlin laufenden Weltkongress für Biochemie höchstens 20 bis 30 Zeilen gewidmet wurden. Das gab Proteste seitens der Biochemiker und Molekularbiologen, aber das änderte nichts an diesen Tatsachen, dass die Chronobiologie der Öffentlichkeit bekannt wurde.

Wir hatten damals nämlich noch etwas anderes organisiert: eine Öffentlichkeitsveranstaltung für die Bürger der Stadt Halle/Saale und Umgebung. Der Saal, der 400 Teilnehmer fasste, war überfüllt und es musste sogar zusätzlich eine Übertragung der Veranstaltung in einen Nachbarsaal erfolgen. Auf dieser Veranstaltung vermittelten die führenden Experten der Chronobiologie beider Länder in verständlicher, einfacher Form neueste Erkenntnisse ihres Fachgebiets. Anschließend konnten die Teilnehmer Fragen an die Experten stellen. Die Veranstaltung, die für zwei Stunden geplant war, dauerte viereinhalb Stunden. Über dieses Hallenser Symposium berichteten auch die Medien in der Sowjetunion. Dieser Ablauf des gesamten Symposiums war zwei Jahre zuvor auf einem nationalen DDR-Symposium 1976 schon erprobt worden

1981 und 1983 fanden die Gegenveranstaltungen in Tjumen (Sibirien) und in Ufa (Baschkirien) mit großer DDR-Beteiligung statt. Auch in Tjumen wurde eine öffentliche Abendveranstaltung zur Chronobiologie und Chronomedizin für die Bürger der 250.000 Einwohner zählenden Stadt durchgeführt. Es kamen etwa 2.000 interessierte Laien.

1986 wurde wieder in Halle/Saale vom 01. bis 06. Juli das nächste Symposium DDR-UdSSR-Chronobiologie-Chronomedizin nach dem gleichen Schema wie 1978 durchgeführt, jedoch mit einer Änderung. Dazu luden die Wissenschaftler aus den westlichen Ländern ein. So konnten wir u. a. Franz Halberg, Günter Hildebrandt, L. Rensing, W. J. Rietveld, H.-G. Schweiger, Erhardt Haus und Chronobiologen aus Tschechien, Polen, Rumänien und Bulgarien als Anwesende begrüßen. Dieses Symposium war nicht nur ein großer wissenschaftlicher Erfolg, sondern auch ein Sieg über die Politik. Auch hier organisierten wir eine Öffentlichkeitsveranstaltung mit Bürgern der Stadt Halle mit wieder großer Beteilung.

Im Jahr 1988 fand noch einmal ein Symposium beider Länder zur Chronobiologie und Chronomedizin in Astrachen am Kaspischen Meer (Produktionszentrum des schwarzen Kaviars), leider ohne westliche Beteiligung, statt. Unmittelbar danach wurden die Grenzen zwischen Ost und West geöffnet, und es konnten auch auf dem Gebiet der ehemaligen Sowjetunion echte internationale Kongresse, z. B. in Taschkent, Puschtschino und Jekaterienburg stattfinden.

In diesem Zusammenhang soll noch erwähnt werden, dass zur Zeit der Sowjetunion die Chronobiologie und Chronomedizin einen großen Aufschwung erlebte. Das wissenschaftliche Potential auf diesem Gebiet ist kaum vorstellbar. Leider sind die Zentren der Chronobiologie und Chronomedizin in Moskau, St. Petersburg, Tjumen Nowosibirsk, Taschkent, Jerewan, Astrachen, Ufa und auch das in Halle/Saale mehr oder weniger stark zerfallen. In Berlin sind es Karl Hecht und Renate Sigmund, die noch existieren und Versuche anstellen, die Chronobiologie und Chronomedizin neu zu formieren.

Als Franz Halberg Ende Dezember 2000 in Berlin war, organisierte ich mit meinem Freund Christian Maschke im Robert-Koch-Institut ein Kolloquium, zu dem viele junge Leute kamen, die dem großen, berühmten und international bekannten Chronobiologen zuhören und ihn auch sprechen wollten. Auch die Leibnitz-Sozietät (Berlin) unter Leitung von Herbert Hörz, der sich als Philosoph mit der Zeit beschäftigte und noch beschäftigt, lud Franz Halberg zu Vorträgen ein.

Anmerkung: Ich betrachte die Chronobiologie und Chronomedizin als eine Querschnittsdisziplin und habe sie in dieser Weise auch in die verschiedensten Gebiete versucht einzuführen, z. B. Psychobiologie, Neurobiologie, Schlafmedizin, Neuro- und Regulatorpeptidforschung, Raumfahrtmedizin und -biologie, Gesundheitswissenschaft, Umweltmedizin und Stressmedizin.

Vom 01.-03.03.2004 fand in Moskau ein internationales Symposium mit dem Thema „Probleme der Rhythmen in den Naturwissenschaften" zu Ehren meines 80. Geburtstags statt. Hier war auch Franz Halberg aus den USA anwesend.

Die Mitglieder des Orgakomsitees gratulierten mir mit einem Gedicht (Anlage, die deutsche Übersetzung). Auch Franz Halberg gratulierte mit einem Gedicht (Anlage).

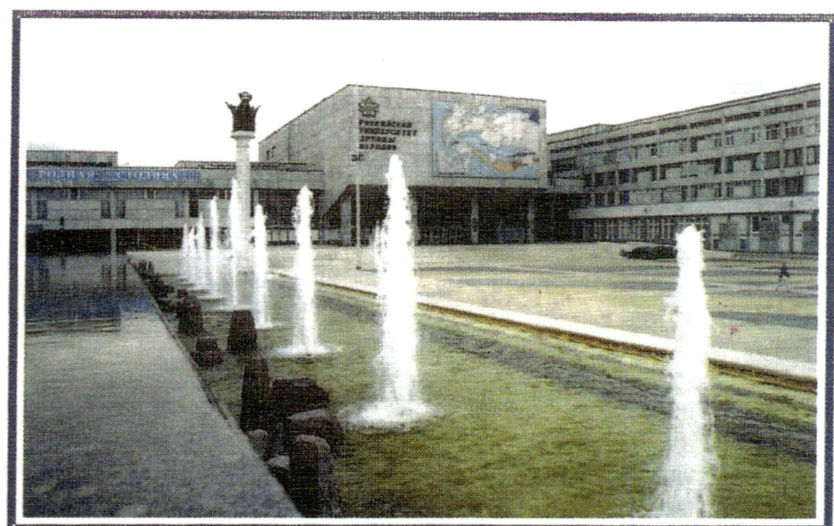

Moskau 2004

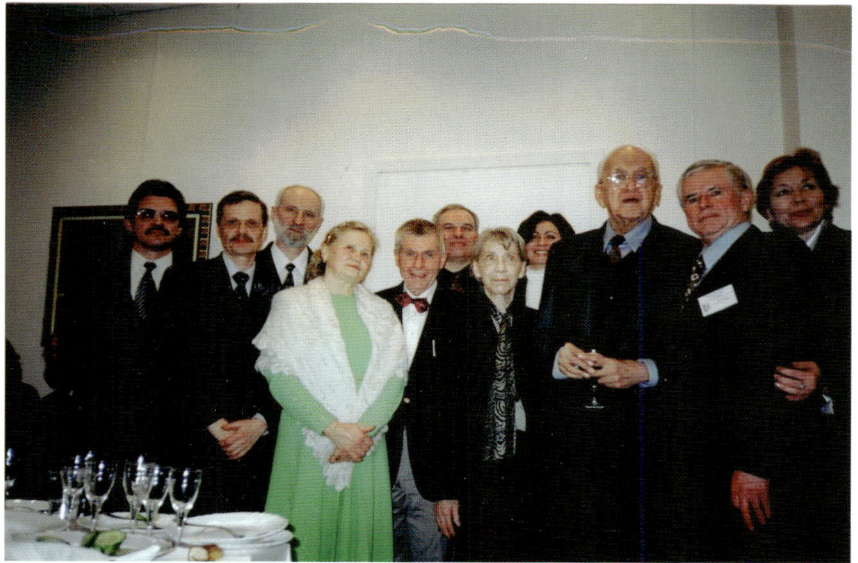

Vordere Reihe:

Elena Hecht Savoley, Karl Hecht, Franz Halberg, Michael Beryoski

01.-03.03.2004

\- 1 -

P R O B L E M E   D E R   R H Y T H M E N

I N   D E N   N A T U R W I S S E N S C H A F T E N

Das 2. Internationale Symposium

vom 01.-03.03.2004 in Moskau

Karl Hecht zum 80. Geburtstag gewidmet

Franz Halberg

This meeting is dedicated to a dear friend

At 80 years of age Karl Hecht's fame
Has many accomplishments to his name
Chronobiology in international early education
Was also Karl's vision for his nation
Circaseptans in catecholamines, with poise
He used to gauge the load of aircraft noise
Laying an important circadian-extending foundation
For the birthday gift of a transannual asynchronization
Of multiple biological years, near-years and/or transyears
That if ignored will leave gerontology in tears
But when chronomically quantified, they replace
an (uncontrolled) guess
In dealing with hormonal metabolites related to Karl's beloved stress.

" = " = " = " = "

Von Sie verehrenden Wissenschaftlern Rußlands

Übersetzung aus dem gereimten russischen Text

KARL HECHT, Sie sind ein weltbekannter Wissenschaftler
Bekannt uns allen und mit uns allen bekannt.
Wir ehren Ihren Geist, Talent und Erfolg,
KARL HECHT ist ein Name für uns und für alle.

Sie sind Chronobiologe und Sie sind Koryphäe,
In Rußland werden Sie von vielen Menschen hochgeschätzt.
Wir wünschen Ihnen Glück, alles Gute und Wärme der
Mitmenschen und freuen uns darüber,
Daß Deutschland Sie zur Welt gebracht hat.

Organisationskomitee

108 Literatur

Adey, W. R.; S. M. Bawin (1977): Brain interactions with weak electric and magnetic fields. *Neurosciences Res. Prog. Bull.* 15/1, S. 1-129

Alke, H. (1989): *Gesunder Schlaf.* Falken-Verlag, Niederhausen Ts., S. 54-55

Aschoff, J. (1963a): Gesetzmäßigkeiten der biologischen Tagesperiodik. *Dtsch. med. Wschr.* 88, S. 1930-1937

Aschoff, J. (1966): Physiologie biologischer Rhythmen. Ärztl. *Praxis* 18, S. 1569, 1593- 1597

Aschoff, J. (1971): Eigenschaften der menschlichen Tagesperiodik. *Schriftenreihe Arbeitsmedizin - Sozialmedizin - Arbeitshygiene: Aktuelle Probleme der Arbeitswelt* 38, A. W. Genter Verlag, Stuttgart, S. 21-43

Aschoff, J. (1973): Das circadiane System. Grundlagen der Tagesperiodik und ihre Bedeutung für angewandte Physiologie und Klinik. *Verh. Dts. Ges. Inn. Med.* 79, S. 19-31

Aserinsky, E.; N. Kleitmann (1953): Regularly occurring periods of eye motility and concomitant phenomena Baker, R. R. (1988): Human magnetoreception for navigation. In: M. E. O'Conner; R. H. Loveleg (ed.): *Electromagnetic Fields and Neurobehavioral Funkction*. Alan R. Lis, New York
during sleep. *Science* 118, S. 273-274

Baker, R. R. (1988): Human magnetoreception for navigation. In: M. E. O'Conner; R. H. Loveleg (ed.): *Electromagnetic Fields and Neurobehavioral Funkction*. Alan R. Lis, New York

Becker, R. O. (1990): Cross currents. J. P. Tarcher Inc., New York. Deutsche Ausgabe (1994): *Heilkraft und Gefahren der Elektrizität.* Scherz-Verlag, Bern, München, Wien

Becker, R. O. (1994): *Heilkraft und Gefahren der Elektrizität*. Scherz Verlag - Neue Wissenschaft, Bern, München, Wien (Übersetzung aus dem Englischen)

von Broen, B. (1988): *Computergesteuerte Pilotstudie zur Bedeutung des zirkaseptanen Biorythmus de Schlafverhaltens in der medizinischen Grundbetreuung. Ein Vergleich von Gesunden, Schlafgestörten und Neurotikern.* Dissertation Med. Fak. der Humboldt-Universität zu Berlin

Coveney, P.; R. Highfield (1994): *Anti-Chaos - Der Pfeil in der Zeit der Selbstorganisation des Lebens.* Rowohlt, Reinbeck bei Hamburg

Cramer, F. (1998): *Symphonie des Lebendigen.* Versuche einer allgemeinen Resonanztheorie. Inseltaschenbuch 2188, Inselverlag Frankfurt/Main, Leipzig, S. 130

Delgado, J. M. R. (1971): Physical Control of the Mind. Toward a psychocivilized society. CreateSpace Independent Publishing Platform

Derer, L. (1960): Rhythm and proliferation with special reference to the six-day rhythms of blood leukocyte. *Count Anns* VII, S. 117-134

Diedrich, A.; R. Siems; K. Hecht (1989b): Adaptationsprozesse in der Schlafpolygraphie bei Langzeituntersuchungen. *Wissenschaftliche Zeitschrift der Humboldt-Universität zu Berlin, Reihe Medizin* 38/4, S. 478-482

Diedrich, A., R. Siems, K. Hecht (1993): Wochenrhythmus und Adaptation des Schlafverhaltnes während einer Langzeitschlafpolygraphie. In: K. Hecht (Hrsg.), A. Engfer; J. H. Peter; M. Poppei: *Schlaf, Gesundheit, Leistungsfähigkeit*. Springer Verlag Berlin u. a., S. 69-86

Engel, P. (1986): Experimentelle Ergebnisse zur Mechanotherapie. *Therapiewoche* 36, S. 2139-2152

Erickson, M. (1980): *The Collected Papers of Milton H. Erickson on Hypnosis*. 4 Bände, New York, Ivrington

Gazda, E.; I. Tammer (1997): *Langzeitpilotstudie zur Untersuchung des Schlafverhaltens und der Schlafregulation von Depressionen und Neurotikern mittels Schlafprotokoll zur Überprüfung der Definition chronischer Schlafstörungen nach dem Internationalen Diagnostik- und Code-Manual*. Dissertation Med. Fak. Humboldt-Universität Berlin

Gutenbrunner, C.; G. Hildebrandt (1994): *Handbuch der Heilwasser-Trinkkuren* - Theorie und Praxis. Sonntag-Verlag, Stuttgart

Halberg, F. (1960): The 24-hour scale: A time dimension of adaptive functional organization. *Perspect. Biol. Med.* 3, S. 491

Halberg, F. (1962): Physiologic 24-hour Rhythms: A determinant of response to environmental agents. In: E. Schaefer (Hrsg.): *Man's Dependence on the Earthly Atmosphere* 48. The MacMillan Company, New York

Halberg, F.; N. Marques; G. Cornélissen; C. Bingham; S. Sànchez de la Peña; J. Halberg; M. Marques; J. Wu; E. Halberg (1990a): Circaseptan biologic time structure reviewed in the light of contributions by Laurence K. Cutkomp and Ladislav Dérer. *Acta entomol. bohemoslov*. 87, S. 1-29

Halberg, F.; G. Cornélissen; K. Otsuka; Y. Watanabe; G. S. Katinas; N. Burjoka; A. Delyukov; Y. Gorgo; Z. Zhao; A. Weydahl; R. B. Sothern; J. Siegelova; B. Fiser; J. Dusck; E. V. Syutkina; F. Perfetto; R. Tarquini; R. B. Singh; B. Rhees; D. Lofstrom; P. Lofstrom; P. W. C. Johnson; O. Schwartzkopff; International BIOCOS Study Group (2000b): Cross-spectrally coherent ca. 10,5- and 21-year biological and physical cycles, magnetic storms and myocardial infarctions.

Händeler, E. (1997): Gesundheit wird zu einer wirtschaftlichen Macht. *Deutsches* Ärzteblatt 94/17, S. B-889

Haus, E. (1964): Periodicity in response and susceptibility to environmental stimuli. *Ann. N. Y. Acad. Sci.* 117, S. 292-315

Haus, E.; D. J. Lakatu; L. Sackett-Lundeen; L. Dumitriu; G. Niclan; E. Petrescu; L. Plinga; C. Bogdan (1998): Interaction of circadian ultradian and infrandian rhythms. In: Y. Touitou (Hrsg.): *Biological Clocks. Mechanism and Applications*. Elsever Science B. V, S. 141-150

Hecht, K. (1993a): *Selbsthilfe bei Schlafstörungen*. Ullstein Medicus, Frankfurt/ Main, Berlin
ISBN 3-548-27820-7

Hecht, K.; H.-W. Balzer et al. (1999b): „Sisi-Syndrome": Disstress, atypical depression or adaptive autoregulation? Results of al pilot study, 10th International Congress on Stress, Montreux, Abstract

Hecht, K.; A. Pietzko (2001): Zeitregulation - Zeitkonflikte - Zeitkrankheiten. Chronobiologische Aspekte des euronationalen Stresses. In: K. Hecht; H.-P. Scherf; O. König (Hrsg.): *Emotioneller Stress durch Überforderung und Unterforderung*. Schibri Verlag, Berlin, Milow, S. 459-494

Hecht, K.; G. Cornélissen; I. Fietze; G. Katinas; M. Herold; F. Halberg (2002a): Circaseptan aspects of self-assessed sleep protocols covering 70 nights on 33 clinically healthy persons. *Perceptual and Motor Skills* 95, S. 258-266

Heckmann, C. (1994): *Chronobiologische Bausteine zur pathologischen und therapeutischen Physiologie*. Habil. Schrift. Un. Witten-Herdecke.

Heisenberg, W. (1973): *Der Teil und das Ganze*. dtv Verlag, München

Hess; B. (1977): Oscillation reaktions. *Trends in Biochemical Science* 2, S. 193

Hildebrandt, G.; H. Strempel (1977): Chronobiologische Grundlagen der Leistungs- und Anpassungsfähigkeit. In: H. J. Scharf; von Mayersbach: *Die Zeit und das Leben*. Leopoldina-Symposium: Die Zeit und das Leben. Deutsch Akademie der Naturforscher. Leopoldina zu Halle, S. 337-350

Hildebrandt, G. (1990): Circaseptane Reaktionsperiodik beim Menschen. - Eine Zeitstruktur von Krankheit und Heilung. *Therapeutikon* 4, 7/8, S. 402-413

Hildebrandt, G.; I. Brand; L. Reges (1992): *Chronobiologie in der Naturheilkunde. Grundlage der Circaseptanperiodik*. Karl E. Haug, Heidelberg

Hildebrandt, G.; M. Moser; M. Lehofer (1998): *Chronobiologie und Chronomedizin*. Hippokrates, Stuttgart

Huber, A. (1997): Megatrend Gesundheit. *Psychologie Heute* 3, S. 51-52

Hufeland, Ch. W. (1860): *Makrobiotik, oder die Kunst, das menschliche Leben zu verlängern*. Verlag von Georg Reimer Berlin

Iter, R. K. (1955): *The Colloid Chemistry of Silica and Silicates*. Conrell University Press

Kleitman, N. (1970): Implications of the rest-activity cycle: Implications for organizing activity. In: E. Hartmann (ed.): *Sleep and Dreaming*. Little, Brown, Boston

Kröplin, B. (Hrsg.) (2001): *Welt in Tropfen – Gedächtnis- und Gedankenformen in Wasser*. Stuttgart. Buch zur Ausstellung

Luce, G. (1970): *Biological Rhythms in Psychiatry and Medicine*. U.S. Dept. of Health, Education and Welfare, NIMH

Ludwig, W. (2002): Körper, Seele, Geist im Lichte der modernen Naturwissenschaften. Interview zu den biophysikalischen Grundlagen eines neuen Medizinverständnisses. Aus der Festschrift Dr. rer. nat. W. Ludwig zum 75. Geburtstag. Bioinfomative Medizin. Ein Lesebuch aus der Praxis für die Praxis. AMB GmbH, D-97941 Tauberbischofsheim

Marino, A. A. (1988): *Modern Bioelectricity*. Marcel Dekker, New York, S. 1-1050 ISBN 0-8247-7788-3

Maschke, Ch., K. Hecht, H. U. Balzer, S. Bärndal, D. Erdmann, M. Greusing, H. Hartmann, F. Pleines, T. Renner (1996): *Lärmmedizinisches Gutachten für den Flughafen Hamburg Vorfeld II*, TU-Berlin

Maschke, C.; K. Hecht; U. Wolf (2004): Nocturnal awakenings due to aircraft noise. Do wake-up reactons begin at sound level 60 dB(A)? *Noise & Helath*, Vol. 6(24), S. 9-21

Mitler, M.; N. A. Carskadon; C. A. Czeisler et al. (1988): Catastrophes, sleep and public policy: Consensus Report. *Sleep* 11(1), S. 100-109

Moore-Ede, M. (1993): *Die Nonstopgesellschaft. Risikofaktoren und Grenzen menschlicher Leistungsfähigkeit in der 24-Stunden-Welt*. W. Heyne, München

Nefiodow, L. A. (1991): *Der sechste Kondratieff – Wege zur Produktivität und Vollbeschäftigung im Zeitalter der Information*. Rhein Sieg Verlag

Nefiodow, L. A. (1996): *Der sechste Kondratieff*. Rhein-Sieg Verlag, St. Augustin, S. 102ff

Nefiodow, L. A. (2000): *An der Schwelle zum sechsten Kondratieff*. Zukunftskonferenz „Meeting the best“ der Volkswagen Coaching GmbH, Berlin, 30.03.-01.04.2000, Thesen zum Vortrag, S. 1-6

Östberg, O. (1973): Circadian rhythms of food intake and oral temperature in morning and evening groups of individuals. *Ergonomies* 16, S. 203-209

Östberg, O (1976): Zur Typologie der zirkadianen Phasenlage. Ansätze zu einer praktischen Chronohygiene. In: G. Hildebrandt: *Biologische Rhythmen und Arbeit*. Springer Verlag; S. 117-137

Pauling, L. (1948): *The Nature of Chemical Bond*. Ithaka, New York, S. 811

Persinger, M. A.; G. F. Lafrenière; K. P. Ossenkopf (1974): Behavioural physiological and histological chances in rats exposed during various developmental stages to ELF magnetic fields. In: M. A. Persinger (ed): *ELF and VLF Electromagnete Field Effects*. Plenum Press, New York, London, S. 177-226

Pöllmann, L. (1980): Der *Zahnschmerz - Chronobiologie, Beurteilung und Behandlung*. Carl Hanser, München

Presman, A. S. (1970): *Electromagnetic Fields and Life*. Plenum Press, New York, S. 141-55

Prigogine, I. (1979): *Vom Sein zum Werden*. Piper Verlag, München

Reinberg, A. (1990): La Chrono-Cosmethologie. *Chronobioology International*, Vol. 7, S. 111-119

Rensing, L. (1973): *Biologische Rhythmen und Regulation*. VEB Gustav Fischer Verlag, Jena, S. 217-229

Rossi, E. L. (1993): *20 Minuten Pause*. Jungfermann, Paderborn

Scheppach, J. (1996): Sex um acht - und was Sie sonst noch über die inneren Uhren wissen sollten. Kösel Verlag, München

Schneider, H. (1985): Morphology of Urinary Tract Concretions. In: H. J. Schneider (ed.): *Urolithiases, Etiology - Diagnosis*. Springer, Berlin u. a., S. 1-184

Schumann, W. O.; H. König (1954): Über die Beobachtung von atmospherics bei geringsten Frequenzen. *Naturwissenschaften* 41, S. 183ff

Shabalin, V. N.; S. N. Shatokhina (2001): Morphology of biological fluids. /Morphologie der biologischen Flüssigkeiten. Moskau. (russisch)
ISBN 5-87372-102-5
Morfologija biologičeskikh shidkostey čeloveka

Sinz, R. (1980): *Chronopsychophysiologie, Chronobiologie und Chronomedizin*. Akademieverlag Berlin

Undt; W. (1976): Wochenperioden der Arbeitsunfallhäufigkeit im Vergleich mit Wochenperioden von Herzmuskelinfarkt, Selbstmord und täglicher Sterbeziffer. In: G. Hildebrandt (Hrsg.): *Biologische Rhythmen und Arbeit*. Springer, Wien etc., S. 73-79

Wagner, Chr. (1998): *Verifizierung von ein- und mehrwöchigen biologischen Rhythmen des Schlafverhaltens von schlafgestörten Patienten mittels Schlafprotokoll*. Dissertation Med. Fak. Humboldt-Universität zu Berlin

Walter, S.; H.-U. Balzer; K. Hecht (1989): Computergestützte Analyse des Schlafprotokolls zur Verifizierung von zirkaseptanen Rhythmen und zum Nachweis von stabilen und unstabilen Zuständen des Schlafverhaltens. *Wiss. Ztschr. der Humboldt-Universität zu Berlin*. Reihe Medizin 38/4, S. 446-450

Warnke, U. (1997): *Der Mensch und die 3. Kraft*. Elektromagnetische Wechselwirkungen zwischen Stress und Therapie. Popular Academic Verlagsgesellschaft, Saarbrücken

Wever, R. (1968a): Einfluss schwacher elektromagnetischer Felder auf die circadiane Periodik des Menschen. *Naturwissenschaften* 55, S. 29-32

Wever, R. (1968b): Gesetzmäßigkeiten der circadianen Periodik des Menschen, geprüft an der Wirkung eines schwachen elektrischen Wechselfeldes. *Pfluegers Arch*. 302, S. 97-112

Wever, R.; M. A. Persinger (1974): *ELF and VLF Electromagnetic Field Effects*. Plenum-Press, New York

Wever, R. (1976): Effects of weak 10 Hz fields on separated vegetative rhythms involved in the human circadian multioscillator system. Arch. Met. Geoph. Biokl. Ser.B 24, S. 123-124

Zaigmondy, R. (1925): *Kolloidchemie*. Leipzig

Zulley, J.; B. Knab (2000): *Unsere innere Uhr*. Herder, Freiburg ISBN 3-451-05259-8

Stichwortverzeichnis

Dr. med. Dr. med. habil. Karl Hecht

Geb 15.02.1924 in Wholmirstedt (Kreis Nebra)

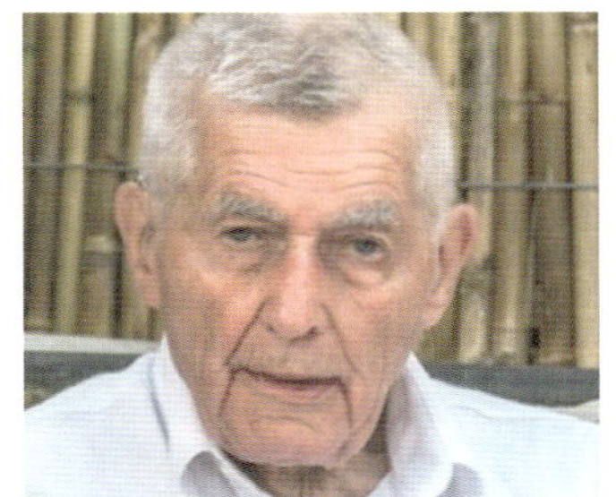

Arzt, Wissenschaftler (ganzheitsmedizinischer), Hochschullehrer, Buchautor, Seniorensportler

1950 – 1955	Studium an der Medizinischen Fakultät (Charité) der Humboldt-Universität zu Berlin
1957	Promotion zum Dr. med.
1970	Habilitation zum Dr. med. habil.
1971	Ernennung zum ordentlichen Professor der Sektion Neurophysiologie der Akademie der Wissensschaften der DDR
1977	Berufung zum Professor und zum Direktor des Instituts für experimentelle und klinische Pathophysiologie an der Charité der Humboldt-Universität zu Berlin (Pathophysiologie = Lehre von den Funktionen der Krankheitsentwicklungen)

Schwerpunkte der Forshungsarbeiten: Stress-, Schlaf-, Chrono-, Umwelt-, Weltraummedizin, Blutdruckregulation, Mineralstoffwechsel, Neuropsychobiologie, Regulationspeptide, Gesundheitswissenschaften, Neurowissenschaften.

Schwerpunkte der letzten 15 Jahre: Mineralien und Gesundheit, Gesundheits- und Schlafstörer Elektrosmog, Weltraummedizinische Erkenntnisse für gutes Schlafen auf der Erde (Gravity-Bett), Niedriger und hoher Blutdruck, Nichtmedikamentöse Kuren: Zum gesund und jung Bleiben beim Älterwerden, Kurzentrum NaturMed Davutlar (Westtürkei)

61 Bücher als Autor oder Co-Autor verfasst. Über 400 wissenschaftliche Artikel in nationalen und internationalen Zeitschriften publiziert.

Förderung des wissenschaftlichen Nachwuchses:

173 Doktoranden zur Promotion geführt.

Gewählte und Ehrenmitgliedschaften (Beispiele):

- Mitglied der Internationalen Akademie fur Astronautik (Paris)
- Ausländisches Mitglied der Russischen Akademie der Wissenschaften (Moskau)
- Ehrenmitglied der physiologischen Gesellschaft Kuba, Havanna
- Ehrenmitglied der Tschechischen Medizinischen Gesellschaft „Purkinje", Prag
- Ehrenpräsident der „World Organization for Scientific Cooperation" (WOSCO) - Science without Borders - London

Prof. em. Prof. Dr. med. habil. Karl Hecht

Gesundheit ist mehr als Medizin

Ein Ratgeber für eine ganzheitliche gesunde Lebensführung

Seiten 240
17 x 21,5 cm
Softcover

ISBN 978-88778-584-0

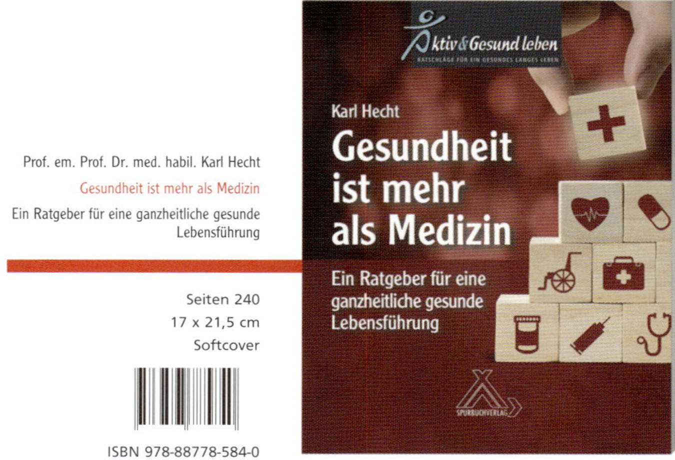

Prof. em. Prof. Dr. med. habil. Karl Hecht

Gesundheit ist mehr als Medizin

Dieses Buch ist ein Ratgeber für eineganzheitlich-naturverbundene Prophylaxe(Prävention), die mit einer ganzheitlichengesunden Lebensführung zur Harmonisierungvon Geist, Emotionen und Körper mitder Natur und psychosozialen Beziehungenerreicht werden kann.

Das Bedürfnis, einen derartigen Ratgeberzu haben, resultiert in erster Linie aus derResonanz auf meine seit über 12 Jahrenjährlich herausgegebenen Gesundheitskalender,die zur ganzheitlichen gesunden LebensweiseEmpfehlungen gaben. Mit dieserKalenderserie habe ich vielen Kranken undGesunden Wege aufgezeigt, wie man miteiner ganzheitlichen gesunden Lebensweisezufriedenes Gesundsein erreichen und erlebenkann.

In zunehmendem Maße vernehme ichUnzufriedenheit über das heutige Gesundheitswesenund mit der Medizin selbst.Medien handeln von Zeit zu Zeit dieseThemen ab. Das ist nicht verwunderlich,denn die zunehmende Ökonomisierung desGesundheitswesens mit der Bezeichnung Gesundheitswirtschaftbetrachtet den Patientenals Ressource und die Gesundheit als Ware.Gleichzeitig wird den Ärzten und Ärztinnendie Möglichkeit, ihr Qualitätsmerkmal, die ärztliche Kunst, auszuüben, versagt, indemsie an Leitlinien und Bürokratie gebundenzur Marionette degradiert werden.

Daraus resultiert für jeden, dem seineGesundheit lieb ist, selbst die Verantwortungfür sich zu übernehmen und einekonsequente ganzheitliche gesunde Lebensführungin seinen Alltag einzubauen. Mitdiesem Buch möchte ich dazu Anregungenund Empfehlungen geben.

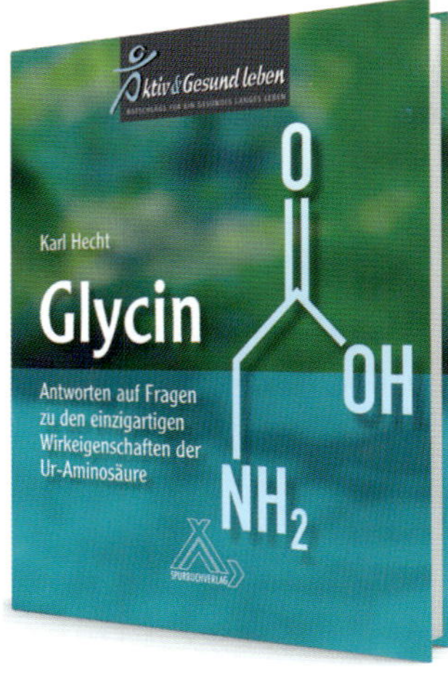

Prof. em. Prof. Dr. med. habil. Karl Hecht

Glycin – ein wichtiger, nervenstärkender Bioregulator

120 Seiten

Softcover

ISBN 978-3-8877-8021-0

Prof. em. Prof. Dr. med. habil. Karl Hecht

Glycin – ein wichtiger, nervenstärkender Bioregulator

Die unbekannte Ur-Aminosäure mit einzigartigen Wirkeigenschaften

Glycin ist als Aminosäure in vielen Nahrungsmitteln enthalten und spielt bei der Eiweißsynthese im menschlichen Körper eine wichtige Rolle.

Es gibt wohl kaum einen anderen vergleichbaren Wirkstoff wie Glycin!

Glycin ist pure Natur, die für das Wesen des Homo sapiens unentbehrlich ist. Im menschlichen Körper hat Glycin multifunktionelle Aufgaben zu erfüllen. Es ist in den ganzen Stoffwechsel, besonders aber in den Eiweiß- und Hirnstoffwechsel eingebunden. Glycin wirkt selbst als Neurotransmitter (gehirnregulierender Überträger) und ist in zahlreichen Neuropeptid-Transmittern eingebunden. Neben der GABA (Gamma-Amino-Buttersäure) ist Glycin ein erregungshemmender Transmitter im Nervensystem des Menschen.

Gleichzeitig ist Glycin (besonders das mikroverkapselte) ein multifunktionelles Heilmittel (besonders für das Nervensystem), welches keine unerwünschten Nebenwirkungen und keine Dosisbegrenzung. Kleinkinder, Erwachsene und ältere Menschen können ohne Bedenken mikroverkapseltes Glycin einnehmen.

Des Weiteren wird dem Glycin eine nootrope (intellektstimulierende) Wirkung zugeschrieben. Glycin ist in nahezu alle eiweißbildenden Funktionen einbezogen. Da es im Körper selbst gebildet wird, wird es in die Gruppe der nichtessentiellen Aminosäuren eingeordnet.

Glycin hat **keine** unerwünschten Nebenwirkungen und unterliegt keiner Dosisbegrenzung.

Mit diesem Buch erfahren Sie,welchen Nutzen Glycin für die Gesundheit hat und wie es klassischen Arzneimitteln überlegen ist, ohne Nebenwirkungen aufzuweisen.

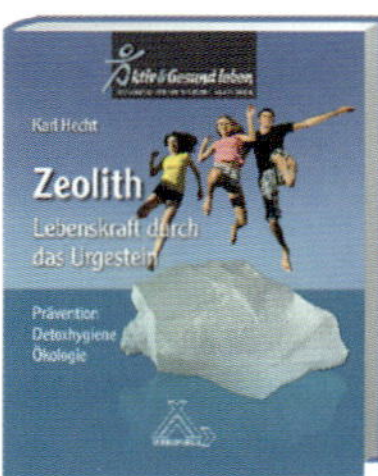

Karl Hecht
Zeolith – Lebenskraft durch das Urgestein
Prävention – Detoxhygiene – Ökologie

ISBN 978-3-88778-433-1
336 Seiten
17,5 x 22 cm

Karl Hecht

Zeolith – Lebenskraft durch das Urgestein

Der Zeolith hat in den letzten 20 Jahren, fundiert durch wissenschaftliche Studien, weltweit in der Medizin für therapeutische und präventive Zwecke zunehmend breite Anwendung gefunden. Die Bücherüber die Wirkung des Natur-Klinoptilolith- Zeoliths als natürlicher Bioregulator und Sanogenetikum (Gesundheitsfördernde Wirkstoffe) im menschlichen Körper [K. Hecht; E. Hecht-Savoley 2005, 2008] haben eine bemerkenswerte Resonanz im In- und Ausland ausgelöst und zu einer neuen Denkweise bei der Erhaltung und Wiederherstellung der Gesundheit sowie zum Verständnis für eine natürliche Lebensweise angeregt.

Damit verbunden äußerten viele Leser den Wunsch, noch mehr wissenschaftliche Informationen über den Naturzeolith zu erhalten. Diesem Wunsch wird mit diesem Buch entsprochen, in dem die Anwendung in der Prävention, Detoxhygiene und Ökologie schwerpunktmäßig beschrieben wird. Neueste wissenschaftliche Erkenntnisse über die Wirkung des Naturzeoliths werden im Kapitel „Studien und ärztliche Erfahrungsberichte über die Gesundheitsförderung wirkungsoptimierter Naturzeolithe" vermittelt.

Desweiteren wird auf die Zweikomponentenwirkung des Tuffgesteins tiefgründig eingegangen: Die strukturbedingte Zeolithwirkung und die Wirkung des im menschlichen Körper freigesetzten kolloidalen Siliziums. Diese Schwerpunkte resultieren aus der Tatsache, dass die gegenwärtig lebende Menschheit in einem umweltverschmutzten und stressigen Milieu leben muss. Um der sich daraus ergebenden schleichenden Vergiftung entgegen zu wirken, ist Detoxhygiene unbedingt erforderlich. Es wird gezeigt, wie durch Natur-Klinoptilolith-Zeolith diese gestörten Lebens- und Arbeitsbedingungen erträglicher gestaltet werden und somit vorbeugend gegen Erkrankungen wirken können.

Unter anderem wird die dekontaminierende Wirkung des Klinoptilolith-Zeoliths bei Ammonium- und Schwermetallbelastungen, sein Antioxidantieneffekt und am Beispiel der Reaktorkatastrophe in Tschernobyl 1986, die Bindung von Radionucliden durch dieses Tuffgestein beschrieben. Auch werden überholte Vorstellungen im Vergleich zum aktuellen Erkenntnisstand korrigiert. Zum Beispiel mit dem Kapitel „Aluminium, Aluminiumsilikate, Aluminium-Alzheimer-Mythos".

Da Zeolith nicht gleich Zeolith ist, werden Qualitätsmerkmale dargelegt, deren unbedingter Nachweis von den Anbietern gegeben werden sollte. Ärzte, Heilpraktiker, Ökologen und Interessenten an Naturprodukten erhalten viele Anregungen. Das Buch ist wissenschaftlich fundiert, aber verständlich für Laien und Fachleute geschrieben. Ein umfangreiches Literaturverzeichnis öffnet den Weg zu dem einschlägigen wissenschaftlichen Schrifttum.

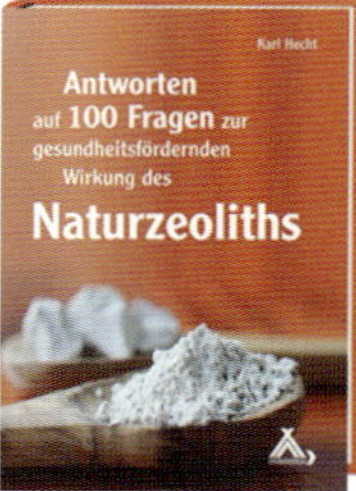

Karl Hecht
Antworten auf 100 Fragen zur gesundheitsfördernden
Wirkung des Naturzeoliths

ISBN 978-3-88778-446-1
96 Seiten
Softcover
3. Auflage
14,8 x 21,0 cm

„Silikate zählen zu den ältesten Heilmitteln der Menschheit, z. B. in Form von Ton und Heilerden. Es liegen faktisch 2.400 Jahre praktische Erfahrungen vor."

Karl Hecht

Antworten auf 100 Fragen zur gesundheitsfördernden

Seit dem Erscheinen unserer Bücher „Naturmineralien, Regulation und Gesundheit" und „Klinoptilolith-Zeolith – Siliziummineralien und Gesundheit" ist das Interesse von Therapeuten und noch mehr von den Verbrauchern an den Gesundheit und Lebensqualität fördernden Silikaten Naturzeolith, Bentonit/Montmorillonit und Siliziumdioxid beträchtlich gestiegen. Der Trend zur Orientierung auf Naturheilmittel weist entsprechend verschiedener Studien ein zunehmendes Bedürfnis breiterer Bevölkerungskreise aus.

Eine Neuorientierung auf Heilmittel ist stets mit vielen Fragen verbunden. Das trifft auch auf Naturzeolith, Bentonit, Montmorillonit und auf das Siliziumdioxid (Kiesels.ure) zu, teilweise auch deshalb, weil falsche Vorstellungen von den Silikaten bestehen und kritiklos verbreitet werden und Unsicherheit bei vielen Menschen ausl.sen. Silikate z.hlen zu den .ltesten Heilmitteln der Menschheit, z. B. in Form von Ton und Heilerden. Es liegen faktisch 2.400 Jahre praktische Erfahrungen vor.

Da sich die Wirkmechanismen und die Effekte dieser Naturmineralien grunds.tzlich von denen der klassischen Medikamente der Schulmedizin unterscheiden, ist für diese der Wissensbedarf besonders gro.. Das zeigen die vielen Anfragen, die seit zehn Jahren fast t.glich an uns gerichtet werden. Das hat uns veranlasst, die an uns gestellten Fragen schriftlich zu beantworten und als Buch herauszubringen, um den diesbezüglichen „Wissensdurst" fürNaturzeolith, Bentonit/Montmorillonit und Siliziumdioxid (Kiesels.ure) zu stillen. Die Antworten auf die aus dem t.glichen Wissensbedarf gestellten Fragen werden zum Teil zwecks besseren Verst.ndnisses vereinfacht formuliert.

Sie reflektieren aber den aktuellen wissenschaftlichen Erkenntnisstand.

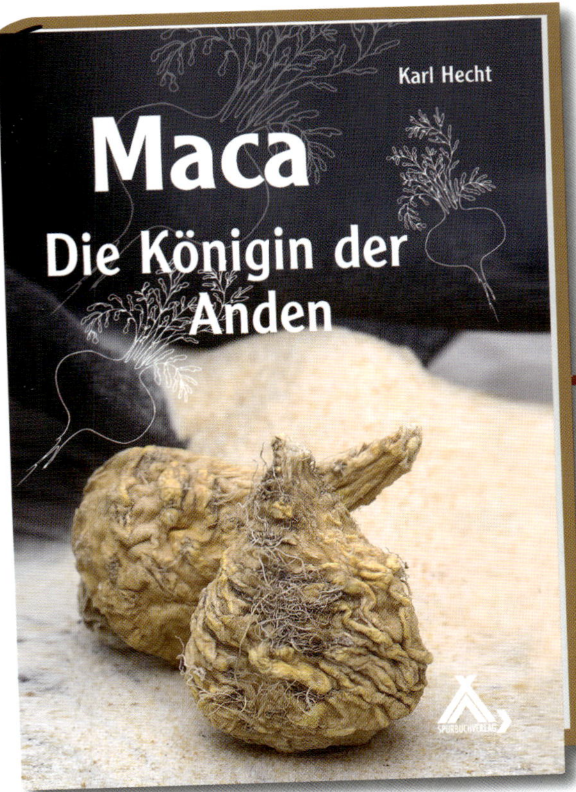

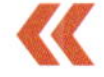

96 Seiten
Softcover
14,8 x 21,0 cm

ISBN 978-3-88778-469-0

Karl Hecht

Die Königin der Anden

Die Maca ist eine sehr kräftige, witterungsstabile Pflanze, die intensiven Temperaturschwankungen von +40 bis -20°C standhalten soll. Auch der Höhen-UV-Strahlung widersteht sie. Die Völkergruppen, die seit zirka 2.000 Jahren die Macawurzel für ihre Ernährung verwendet haben sollen, äußern die Überzeugung, dass sich diese robusten Eigenschaften der Maca bei Genuss auf die Menschen übertragen. Das ist ein Faktor, warum man die Maca als Adaptogen einstuft, als anpassungsfähiges und anpassungsstimulierendes Produkt.

Dieses Buch soll dem Bekanntwerden von Wissen über die Macaknolle unter breiten Bevölkerungskreisen dienen. Aus diesen Gründen wurde das Buch so strukturiert, dass nach einer Einführung über den heutigen Erkenntnisstand zum Thema gestellte Fragen beantwortet werden.

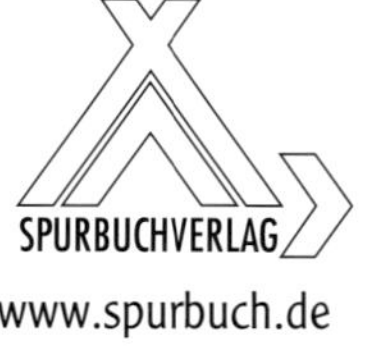

www.spurbuch.de